元気良く
死に飛び込む
ための
生き方指南

人生に必要なものは、じつは驚くほど少ない

帯津良一
やましたひでこ

集英社

元気良く死に飛び込むための生き方指南

人生に必要なものは、じつは驚くほど少ない

撮影／岸 圭子（各章冒頭部、ＰＨＯＴＯ ＲＥＰＯＲＴ）

目次

人生に必要なものは、じつは驚くほど少ない

第1章 こころ、からだ、いのちの断捨離

はじめに

この、人を魅了してやまない人物を目の前にして、私の心は躍る。

老境にあって、その笑顔は、まるで子どものように無邪気。
老境にあって、その思考は、どこまでも若者のごとく自由闊達《かったつ》。
老境にあって、その身体の動きは、壮年の元気にあふれる。

ああ、「加齢」や「老年」という言葉がこれほど似合わない人物もいないだろう。

帯津良一。

医学博士。帯津三敬病院名誉院長。日本ホリスティック医学協会会長。日本ホメオパシー医学会理事長、等々。

たくさんの肩書から、人間「帯津良一」を窺《うかが》い知ろうとするのは、意味のないこと。なぜなら、帯津良一先生の内面からあふれ出る「何か」こそが、多くの人を惹きつけるのだから。

私は、その「何か」が知りたい。

私は、その何かの「源」も知りたい。

初めてお目にかかったときから、いえ、それ以前に、ひとりの読者として著作に触れたときから、ずっとそう思っている。

それが、実現する機会を得た。しかも、対談という形で。それは、私にとってはまさに僥倖《ぎょうこう》。けれど、医療者でもなく、思想、哲学の学究の徒でもない者が、どこまで帯津先生の懐に飛び込んでいけるかと、一瞬、自分自身を戸惑いの渦に追いやったのも、また確かなこと。

けれど、帯津良一先生の笑顔を間近にすると、そんな戸惑いなど、いっぺんにどこかへ吹き飛んでしまうのですね。

さあ、何をうかがっていこうか
さあ、どんな話を語っていただこうか。

そうだ、やはり、私の知りたいことはこれ。

いのちというもの。いのちがどこからやって来て、どのようして育まれ、どれだけ輝いて、そしてまた、どこへと旅立っていくのかを。

それから、そのいのちをかついで歩んでいくのが、私たちそれぞれの人生であるならば、人生をいかにして創造していくのかを、先を行く大先輩に教えを乞うのは賢明な道だと思うのです。

どうでしょう、帯津先生。先生がこれまで尊んできたいのち、高め続けたいのちへの畏《い》敬《けい》。病気と人とのかかわり。医師としての矜持《きょうじ》。患者さんとの信頼関係。それらを存分にお話しいただけるのであれば、きっと、そこから私の求める「何か」が見えてきますよね。

それから、もちろん、先生のいわれる「生命場」についても。なぜなら「生命場」について理解が進むことで、私が「断捨離《だんしゃり》」を通して創造してきた空間が、いのちをごきげんに育むことにつながるはずだと、確信できるに違いないのだから。

それと、先生の日常のご様子もぜひ拝見したく。ここにこそ、先生のごきげんな笑顔の秘密があると思うから。

日常があって、人生があって、いのちのつながりがある。
いのちのつながりがあって、人生があって、日常がある。

そうですね、日常の営みと人生の創造といのちの輝き。私たちの生と性は、この3つを切り離して存続することはできない。今も輝き続け、肉体との別れのときさえも「ときめき」をもって迎えようとしている人間「帯津良一」の生き方に触れ学ぶことは、私たちのこれからへの大きな励ましとなるでしょう。

やましたひでこ

第1章

こころ、からだ、いのちの断捨離

「先生、人はなぜ病気になるのですか？」

「からだというのは、いのちの仮住まいです。そこが淀んで、風通しがよくないと、からだやこころに異常が起こって、それを放置すると病気になります」

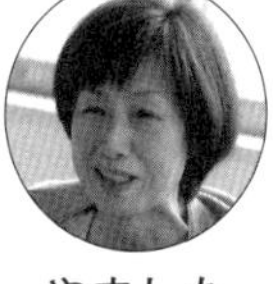
やました

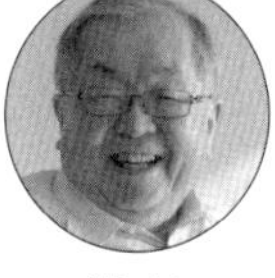
帯津

ホリスティック医学と断捨離の共通点

やました　帯津先生、お久しぶりです。今回、私はすごいミッションを背負ってやってきました。帯津先生の実践していらっしゃる「ホリスティック医学」というものを、私の提唱する「断捨離」の視点から、誰にでもわかりやすいように日常レベルに落としてお話をうかがっていこうという果敢な試みです（笑）。ちょっと緊張しながらも、非常にわくわくしています。素人のような質問をたくさんすると思いますが、どうぞよろしくお願いします。

帯津　私も今日は愉しみにしてきました。どんどん聞いてください。

やました　ホリスティック医学は、病気の治療だけでなく、生老病死から死後の世界まで視野に入れた〝生き方〟そのものを追究していく取り組みと理解しています。そこで、断捨離という概念を重ね合わせながら、人はなぜ病気になるのか、生きるうえで本当に必要なものは何なのか、老いや病を私たちはどう受け入れていけばいいのか、さらには元気よく死に飛び込んでいくための養生法に至るまで、〝人生まるごと〟質問させていただきたいと思っています。

帯津　わかりました。私はね、やましたさんの断捨離については、何年か前におのころ心《しん》平《べい》さん（一般社団法人自然治癒《ちゆ》力学校理事長）が主催する集まりの席で初めて知りました。最初は部屋を片づけて、何でも捨てればいいってことかなと単純に思っていたんですよ。

やました　ああ、よく誤解されるんです。

帯津　そのあと、2013年の秋に大阪で開催された日本ホリスティック医学協会のシンポジウムでご一緒して、初めてゆっくりお話しする機会がありましたね。

やました　あのときは「医療の断捨離」というテーマで講演させていただきました。医療の断捨離なんて、まるで医療そのものを否定して捨て去るようなタイトルですよね。もちろん、そうではなくて、断捨離の目的は〝いのちをごきげんにする〟ことですから、もしも医療の場にいのちを不機嫌にするような過剰な要素があるとしたら、そこを断捨離していきましょうと提案したのです。

帯津　いのちをごきげんにする、というのはいいですね。

やました　あのシンポジウムで、帯津先生のお部屋の写真がスライドで大きく映し出されたときは、ちょっと衝撃的でした（笑）。

帯津　ああ、病院の私の部屋ね。本が山積みになっていたでしょ。やましたさんに叱られる前に、自分から申告しようと思ったんです（笑）。

やました　叱るなんてとんでもない。先生のお部屋はいのちのエネルギーに満ち満ちていました。あとで実際にお部屋を拝見させていただこうと思っていますが、あのお写真を目にしたからこそ、今回の対談を熱望して実現に至ったといっても過言ではないのです。

帯津　そうでしたか。じつはこの本に載せるために部屋を撮影するというので、職員の人が少し片づけてくれてね。その分、いまちょっと居心地が悪いんだ（笑）。

やました　先生にとっての居心地というのも興味深いですね。ぜひ、そのお話もあとでじっくりうかがわせてください。まずは、なぜ断捨離を提唱している私が、帯津先生の実践されているホリスティック医学に関心を抱いたのかということを、最初にお話ししておきますね。

帯津　お願いします。私はまだね、やましたさんの断捨離というものを十分に把握していないんです。その辺りから話してもらえるとありがたいです。

やました　はい。断捨離というのは、ヨガの行法哲学「断行・捨行・離行」をもとにした言葉で、簡単にいうとモノを片づけるという日常的な行為を通じて、思考を整理していく方法です。身のまわりにあるモノについて1つ1つ自分との関係を問い直しながら、自分にとって不必要なモノ、ふさわしくないモノ、心地よくないモノをどんどん捨てていきます。捨てるというのは「手放す」こと。手放すという教えは、帯津先生はよくご存知のように、どんな宗教にもあります。仏教の断食や出家がそうですし、キリスト教でいう「与えよ」というのも、手放して与えるということですね。どんな教えにもあるということは、逆に、手放すことがいかに難しいかという証拠で、それは執着があるからです。だから、執着を「断」って、執着を「捨」てて、執着から「離」れ、手放すことによって新たなものが得られるという大真理を、日常生活の中で「引き出し1個」の片づけをするところから実感してもらおうというのが私の活動です。引き出しの中のガラクタが片づくと、頭の中のガラクタも整理されて、こころがすーっと軽くなります。人生が快適になっていく。

帯津　引き出し1個からというのはおもしろいですね。

やました　はい。これは仏教の根本思想である三法印《さんぼういん》にもつながるもので、たとえば最初に気に入っていたモノでも、時間が経つと要らなくなったり、必要なくなったりしますよね。だから、モノとの関係性はつねに変化するということで「諸行無常《しょぎょうむじょう》」、そしてモノ自体は関係性で成り立つものであって実体がないという意味で「諸法無我《しょほうむが》」、さらにそういう関係性と変化をいろいろ体験していくということで「一切皆苦《いっさいかいく》」、この3つを統合した結果として至る境地が「涅槃寂静《ねはんじゃくじょう》」、すなわち私流にいうと〝いのちがごきげんな状態〟となるわけです。

帯津　なるほど。それで、いのちがごきげんですか。

やました　はい。そうした原始仏教の宇宙観を踏まえながら、実際にやっていることは、先ほどお話ししたようにモノを片づけて「空間」を創造していくという行動なんですね。どんなにキレイに収納整頓されていても、不要なモノで空間が埋めつくされていたら、その「場」の呼吸が失われてしまいます。モノは呼吸をしていないし、その「場」にいる人も呼吸ができない。それでいのちが衰えるような気がしているんです。だから、断捨離が焦点を当てているのは空間、つまり徹底的に「場」なんです。私の場合は、誰にでもわかりやすい住環境という「場」の片づけで説明しているのですが、帯津先生の『生命場の奇跡』（サンマーク出版）という本を読ませていただいたら、「生きることは『場』を整えることだ」と書いてあった。これでピンときたんです。やはり「場」との関係が機能しているかどうかが、私たちのいのちにとって非常に重要だと確信したんです。そこで、からだの中にある空間、すなわち先生が「生命場」と呼ぶものが、いったいどのようなものなのかというところから教えていただきたいと思っています。

いのちのカギを握る「生命場」とは

帯津　私は医者になってしばらくの間、外科医として西洋医学の真ん中でメスをふるっていました。当時の西洋医学は、日進月歩で新しい治療法、新しい治療薬が開発されてね、まさに飛ぶ鳥を落とす勢いで邁進《まいしん》していた。がんの外科手術の成功率も非常に高くて、私自身、大きなやりがいをもって食道がんの手術に明け暮れていたんです。ところが、ふと気がつくと、がんの患者さんはいっこうに減っていない。なぜなら、手術に成功して退院したはずの患者さんが、再発してどんどん病院へ戻ってくるからです。そうした中で西洋医学に限界を感じ、新たな突破口として目をつけたのが中国医学でした。

やました　都立駒込病院に在籍されていた頃ですね？

帯津　そうです。西洋医学は、臓器や組織といった局所をしっかり診ることにおいては非常に長けた医学で、他の追随を許さないところがあります。圧倒的にすばらしい医学です。ところが、局所と局所の間にある関係をね、きちっと診ていくことが得意じゃない。それはね、関係が目に見えないから。目に見えるモノ、たとえば血液だとか神経だとか、そういうのを診るのはいいんだけど、目に見えないモノには関心がない。一方で、局所と局所の間に存在する目に見えないつながりを診るのが中国医学です。なぜつながりかというと、中国医学はもともと、何千年も前から「陰陽《いんよう》学説」「五行《ごぎょう》学説」という東洋思想の原理に基づいて発展してきた。これらはどちらもつながりで考えていく学問です。

やました　中国医学は確かにつながりを診ていますね。

帯津　はい。だとすると、臓器と臓器、あるいは組織と組織、あるいは細胞と細胞、あるいは遺伝子と遺伝子、こういったところのつながりはどこにあるのだろうと考えたときに、私は外科医だからすぐにピンときた。手術でおなかを開くと、からだの中は隙間だらけなんですね。肝臓と横隔膜の間にも隙間があるし、肝臓と胃袋の間にも隙間がある。胃袋と膵臓の間にも隙間がある。みんな隙間だらけですよ。その隙間という空間には何もない。空気もない。

やました　空気もないというのが不思議ですね。

帯津　不思議なんですよ。でも、何もないんだけど、ちょうど街の電柱と電柱の間に張り巡らされた電線のように、じつはいろんな要素がつながっていて、目に見えないネットワークを構成しているのではないかと思ったんです。そのつながりの部分を中国医学の力を借りて整え、片方では西洋医学で局所をしっかり診ていく。こうして中国医学と西洋医学を結合する「中西医結合」という考え方にまず至ったんです。

やました　先生のご本を読んで、「臓器と臓器の間の空間の扱い方がうまい外科医が優秀な外科医だ」というお話があって、すごく感動したんです。西洋医学はこの空間を無視してきたのに対して、中国医学では古くから重視してきた。この空間にはネットワークが張り巡らされているということは、断捨離的にみると、関係が機能しているということだから、もうピタッとはまったなと思って。

帯津　そのあと今度は、当時東京大学の教授だった薬学博士の清水《しみず》博《ひろし》先生とお会いする機会があって、清水先生から「東洋医学は場の医学だと思う」という言葉を聞いたのです。初めはピンとこなかったのですが、話をしているうちに、私が考えている関係のネットワークの網の目をどんどん細かくしていくと「場」になる、と気がついた。つまり、「場」というのは、ある物理量が、ある限られた空間に連続的に分布している状態でしょ。だから、網の目をどんどん小さくすると点の世界です。網が消えて点の世界になっていく。たとえば、電磁場という「場」には、電気と磁気が点として存在するわけです。そこから「場」に注目して考えるようになった。

やました　先生、じつはですね、私の周りの先生の本の愛読者の方たちから、この「場」という概念がよくわからない、という声がよく出るんです。もう少し詳しくお話しいただいていいですか。

帯津　わかりました。からだの中は見えないところなのでイメージしづらいかもしれません。目に見える「場」に置き換えてお話ししましょう。先ほど、やましたさんがいっていたように、私たちが生活している環境の中にも、たくさんの「場」が存在します。家庭という「場」、会社という「場」、学校という「場」などは、みなさん馴染み深いですよね。私の好きな酒場なんかも「場」の1つです。このように、社会の中にもいろいろな「場」があります。そして、それらは階層を成しているのが特徴です。たとえば、家庭の上に地域社会という「場」があり、地域社会の上には国家という「場」があります。さらに国家の上には地球、地球の上には銀河系と続いて、最後は虚空《こくう》まで至ります。

やました　虚空、つまり宇宙を生み出した源を頂点として、「場」は階層を成しながら、あらゆるところに存在しているということですね。

帯津　そうです。そして「場」どうしはつねに「上の階層は下の階層を超えて含む」という関係にあります。つまり、上の階層は、下の階層の持っている性質を全部持っているだけでなく、プラスαを持つ。だから、上へ行くほど「場」としてのレベルは高くなっていきます。

やました　具体例を挙げていうと、地域社会の上に位置する国家は、全国の地域社会の集合体であると同時に、国家としてのプラスαの力も持っているというイメージでよろしいですか？

帯津　はい、そのとおりです。同じように、からだの中にも「場」があって、これを私は「生命場」と総称しています。生命場にもそれぞれ階層が存在し、上の階層からみていくと、まず人間という「場」があって、その下に臓器の「場」があり、その下に組織の

「場」、細胞の「場」、遺伝子の「場」と続いて、さらに分子、原子、素粒子まで行き着きます。そして、先ほどお話ししたように、階層が上へ行くほど「場」としてのレベルは高くなっていく。

やました　臓器よりも、それを超えて含んでいる人間のほうが、「場」のレベルは高いということですね。

帯津　ええ。だから、医療の世界では、下の階層の手段を持ってきて、上の階層に働きかけるときは、足りないものがある。だから、どうしてもコマ不足になる。たとえば、がんは人間という階層にできた病気です。それを扱うのに、臓器という1つ下の階層に築かれた西洋医学をもってきても、手を焼くのは当たり前なんです。本来は人間という階層に医学を築かなければいけない。それが「人間まるごと」対象とするホリスティック医学というわけです。

やました　そうか！　がんというのは一見すると臓器や組織にできた病気のようですが、人間という階層にできた病気なのですね。だから、がんが生じた臓器だけ切除したり、治療したりするだけの西洋医学では、十分対応できていないわけですね。

帯津　そうそう。だから、われわれはホリスティック医学をなんとしても普及したいと考えているのです。がんのように、人間という階層に生まれた病気を何とかするにはそれしかない。そういうことです。

「場」に空間がなくなるとロクなことがない

やました 断捨離も、先にお話ししたように「場」に焦点を当てています。家庭という「場」を例にとると、その中にもたくさんの「場」があります。台所という「場」、トイレという「場」、浴室という「場」、さらには押し入れや引き出しも「場」の1つです。

このうち、たとえば引き出しの中の余計なモノを捨てると、そこに空間ができます。空間には、必ず何かが入り込むようになっているのが宇宙の法則ですよね。帯津先生がからだの中の隙間に注目されたのも、そのためだと思いますが、だとすると、引き出しの中を埋めていたガラクタ、すなわち粒子の粗い余計なモノを取り除いたら、代わりに細かい波動の宇宙エネルギーがひたひたと満ちてくるんじゃないかなと思ったんです。だから、次に引き出しを開けたときにすがすがしさを感じる、そう思った。つまり、私は引き出し1個で虚空を感じたんです。

帯津 うん。虚空というのは向こうのほうにあるんだけど、ここも虚空であるのはまちがいない。

やました　逆に、隙間を余計なモノで埋めてしまったら、ネットワークが断ち切られて、いろんな「場」から受けているエネルギーの供給が損なわれてしまい、きっといのちが損なわれてしまうのだろうなと思ったのです。ところが、私たちは何かこう、どこかに隙間が空いていると、目に見えるモノで詰めたがる。隙間があることを「足りていない」と感じて、必死で埋めようとする。とくに高度成長期以降の日本は、社会全体が空間を埋めていくことに終始してきた感があります ね。空き地があれば建物をどんどん建て、家を新築すれば所狭しと家具を入れ、クローゼットに余裕があると洋服でいっぱいにし、あげくに使う機会のない客用布団を押し入れにぎゅうぎゅうにしまい込んでまで隙間を埋めようとしてきた。そんなふうに「もっと、もっと」とやっているうちに、どこかおかしくなったような気がするんですね。空間は空間として機能しているんだという意識が欠如している。同じように、からだの中も、こころの中も、隙間なくパンパンだったら大変で、隙間が失われるとロクなことがないと思うんです。

帯津　隙間がないと、手術もできない。おなかを開いたとき、隙間に手が入るから手術ができるのでね。もしも、おなかを切ったとき、コンビーフの缶詰みたいにびっしりと内臓や組織が詰まっていたら、危なくて手術なんてできない。手の内に相手を入れるから、手術ができるわけです。

やました　いままでに隙間がないような患者さんはいました？　おなかは開いてみたものの、手が入らないような……。

帯津　それはないです。病気で炎症があったり、がんがあったりして、手が入りにくいところはあるけども、大方は手が入ります。だから、私たちは隙間のおかげで仕事ができている。そういうことをまったく無頓着にやっている外科医がたくさんいますけどね。

やました　先生はたくさんの手術をなさっている間に、隙間が大事なんだということに気づかれたのですね。

帯津　隙間についてね、ずいぶん前に生理学者の高田明和《たかだあきかず》さん（現・浜松医科大学名誉教授）に聞いたことがある。静岡の浜松で講演したあと、一杯飲みながら、私がね、「高田さん、からだの中に隙間があるでしょ。あの隙間に関する論文はありますか？」と尋ねたら、彼は「え？　そんな論文はないな」といったんです。高田さんはそういうことに詳しい方なので、高田さんが「ない」というならまちがいない。それでも、念のためにもう一度「本当にないですか？」と尋ねた。そしたら、彼がちょっと恐い顔で「ないです」ときっぱりおっしゃった。これで絶対に大丈夫だと思ってね。私がこのあと隙間について何をいっても、どこからも怒られることはない、と安心して、隙間の話をどんどん話すようになったんです（笑）。

やました　それはもしかしてすごい発見じゃないですか。

帯津　まあ、見方の違いだけですけどね。

やました　隙間には空気も何もないということも、先生のご本を読んで知ったときは驚きでした。

帯津　何もないんです。空気があればレントゲンに写るけど、臓器と臓器の間にある隙間はレントゲンに写らない。胃や腸の中は、呼吸とか食事を通じて空気が入っているので写るんですけどね。もちろん、手術でおなかを開けると、隙間に空気がさっと入ります。手術が終わって、おなかを閉じたあとも、2～3日は隙間の空気がレントゲンに写ります。だけど、そのうち空気が吸収されて写らなくなる。そこにいったい何が残るのかは誰もわかっていない。

やました　なんだかミステリアスですね。帯津先生は、その隙間に目に見えないネットワークが存在すると考えたのですよね。

帯津　そうです。でもね、からだの中の隙間に何かが存在するというのは、人体のしくみからすると、決して荒唐無稽《こうとうむけい》な話ではないんです。たとえば、脳はおよそ120億の神経細胞でできていますが、神経細胞どうしは接していない。お互いに距離を置いて、神経伝達物質と呼ばれるごく小さな物質をキャッチボールしながら、コミュニケーションを取り合っているんです。これは科学的に明らかにされている。だから、脳以外の臓器や組織の隙間でも、何らかのネットワークが形成されていても不思議ではないんです。

やました　なるほど。脳は確かにそうですね。電子顕微鏡などの精度がもっと上がれば、からだの中の隙間に存在する〝何か〟が、目で確認できるようになるかもしれませんね。

帯津　うん。おそらく、臓器や組織の間の隙間には、生命力の素粒子のようなものが存在していると、私は考えています。「気」なんていうのは、その1つかもしれない。

やました　いまふと思ったのですが、隙間の「間」って、日本ではいろんな言葉で使われていますね。時間、空間、人間なんてまさにそうです。それってすごく意味があるように感じてきました。どのような場面でも、その「間」をうまく使いこなすことが極意なのかもしれない。「間」を理解できるのは、日本人だからこそだと思うんです。日本の文化や芸術はみんな「間」があってこそですよね。

帯津　落語なんかも「間」が大事だね。

やました　そうですね。落語の「間」は、時間という「間」による演出ですね。家の中の空間でいえば、床の間なんていうのも本当に不思議な「間」です。部屋の一隅にわざわざ空間をつくって、そこに清楚な花を1輪生けることに美しさを感じる。空間という「間」が、そのモノを引き立てるわけですね。バラの花を部屋中に飾ったりするのではなく、空間という「間」で、何もかも演出する。そこを心得ているのが日本人かなと思うんですね。

帯津　物事にぬかりがあることを「間抜け」というくらいですからね。

やました　ああ、昔から「間」が抜けるのは好ましくないととらえる感覚が、日本人にはあったわけですよね。そう考えると、からだの中の隙間に最初に注目したのが、日本人の帯津先生だというのも偶然ではない気がしてきました。

帯津　ははは。それはどうでしょうかね（笑）。

やました　いずれにしても、隙間というか空間は、あらゆるところに存在しますが、その中でもとくに、からだの中にある「生命場」は、生老病死はもとより、死後の世界にまで関わるというお話ですので、その辺りのことを次にうかがっていきたいと思います。

からだ、こころ、いのちの関係性

やました　ホリスティック医学では、からだだけでなく、こころ、いのちも対象としていますね。こころといのちは、生命場とどう関係しているのでしょうか。

帯津　こころといのちはいろんな見方がありますが、私はこう考えています。からだの中に生命場があるでしょ。生命場のエネルギーがいのちで、いのちの「場」の動きが大脳というフィルターを通して外に形となって現れたものがこころです。そうすると、からだは何かというと、「場」がね、澱《おり》のようにカスを溜めたものだろうと思うんです。

やました　からだはカスですか。

帯津　そう。いのちというのは宇宙の大きな流れの中で循環しています。私のいのちは両親から受けて、両親はまたその両親から受け継いで、それをたどっていくと宇宙の始まりであるビッグバンに行き着く。つまり、虚空へ行き着くわけです。虚空はいのちのふるさとのようなもので、ビッグバンが起こってからずっと、いのちは宇宙の流れの中で旅を続けていた。ところが、150億年くらいかけて地球の近くへ来たとき、エネルギーが目減りしてガス欠になってしまった。そこで、いのちは地球に立ち寄って肉体に宿り、目減りしたエネルギーを自らの努力で充電し、エネルギーが満タンになったところで、また150億年かけて虚空へ帰っていくわけですが、このとき、いのちが肉体から離れる瞬間が死であり、死んだあともなお、いのちは片道150億年、1周300億年の循環を続けている、と私はいつもそうお話ししています。だから、からだというのは、いのちの仮住まいであり、なんとなく淀んで存在するのが、私だと（笑）

やました　淀みすぎると、おかしなことが起こってくるのですね。

帯津　淀みすぎてはだめです。つねに風通しをよくしておかないとね。

やました　淀みすぎるということは、臓器と臓器の隙間とか、細胞と細胞の隙間に余計なモノが詰まってしまった状態ですね。

帯津　そうです。

やました　隙間に余計なモノが詰まると、生命場の「場力」というのでしょうか、エネルギーが下がってしまう？

帯津　はい。生命場のエネルギーがいのちだといいましたが、そのエネルギーが何らかの理由で低下すると、からだやこころに異常が起こってきます。それを放置すると病気になりますが、生命場にはそうした異常を回復する力が備わっています。これが自然治癒力です。

やました　自然治癒力の根源は、生命場なのですね。

帯津　そうです。生命場には、いのちと自然治癒力が共存しているんです。いのちと自然治癒力をあわせたものが生命力だと、そういうふうに私は考えています。これは15年くらい前に化学者の槌《つち》田《だ》敦《あつし》さん（当時・名城大学商学部教授）と対談したとき、２人でそう考えようと決めたんです。

やました　いのちそのものと、いのちを回復させる力、つまり自然治癒力がワンセットで生命力と解釈するならば、その力をよみがえらせるためには、身体の部分、たとえば臓器だけ、体液だけ、神経だけを見ているだけではNGだということですね？

帯津　そう。その「場」のエネルギーだからね。生命力は「場」が持っている。

やました　「場」が持っているのですね。自信を持ちました。断捨離でモノを片づけて空間を整えていくと、気持ちがよくなったり、こころがすっきりした感じになったりします。それはなぜかというと、いのちの回復につながる、いのちが喜んでいるからと考えていいわけですね

帯津　やましたさんがいうところの、いのちがごきげんになるわけです。

やました　見事につながりました。「場」という観点からいえば、からだが存在する「場」は住居だから、住居を整えるということはからだをケアすることであり、それは結果的に、からだという「場」の中に存在する、こころといのちのケアにもつながっていくというわけですね。

ときに俯瞰《ふかん》的なことを視野に入れる

やました　それにしても、３００億年のいのちの循環というのは壮大ですね。私自身、昔

から物事を俯瞰して考えるクセがあるんです。小さいことでくよくよ悩んでいるようなとき、恐竜の時代から見たらこんなことたいしたことないな、とかですね。あるいは、自分がなにがしかの価値観に縛られているという意識が出てきたときに、いきなり大きなものさしをパンと持ってきて頭を切り替える。そうした俯瞰の力というのは、断捨離の大きな要素だと思っているんです。でも、帯津先生のおっしゃる300億年の単位までは俯瞰してなかった。わりと俯瞰するたちだったけど、そこまで俯瞰していなかった。上には上がいました。

帯津　本当はね、ビッグバンが起こったのが何年前なのか諸説あるんだけど、とりあえず150億年にしたの。片道150億年、1周300億年だと、患者さんたちもわかりやすいでしょ。

やました　大切なのは俯瞰してみるということですからね。

帯津　俯瞰ということでいうとね、こんなことがありました。私の知っている精神科の先生の話ですが、直腸がんで手術をしたあと、肝臓に転移が見つかって2度目の手術をした。ところが、さらに肺に転移してしまって、いまもずっと抗がん剤治療をやっているんです。おそらく、からだもこころも大変な状況だと思うんですが、本人は泣きごと1ついわずに平然としていてね、精神科医としてがんの患者さんをサポートする活動もしているんです。あるとき、この人に「がんになってよかったという人がいるけど、先生はどうですか」と聞いてみた。すると「私もよかったと思う」というんです。抗がん剤でつらい目にあっているのに、どうしていいんですかと聞いたら、「自分が宇宙の1コマであることがわかった」という。そしてもう1つ、「体外離脱を経験して、自分を高いところから全部そっくり見た。これはがんにならなければできなかった」というんですよ。

やました　物理的な俯瞰も体験したわけですね。

帯津　うん。そのあと、たまたま解剖学者の養老孟司《ようろうたけし》さんと対談する機会があって、いまも養老さんの本を読んでいるんですけど、養老さんがやはり「俯瞰は大事だ」といってね、例として体外離脱をあげている。妙な一致だなと思ったんです。自分が体外離脱をやってみたいとは別に思わないけど、そういうふうにとらえる人もいるから、この辺はおもしろいなと思っているんです。臨死体験した人が語る幽体離脱の話なんかを聞くと、さっきの精神科医の先生と同じように、やっぱりからだから抜け出して自分を見下ろしているとかいうからね。

やました　先生は体外離脱のご経験はない？

帯津　ないです。

やました　ちょっと経験してみたい気もしますよね。

帯津　ただね、本を読んでみると、頭頂と側頭の接合部を刺激すると体外離脱の感覚が起こることを、アメリカの脳外科医が見つけたらしいんです。脳の手術のときに意識がしっかりした状態で行なうときがあるでしょ。そのとき、脳のある部位を刺激すると必ず「あ、自分はいま自分を見下ろしている」と感じるらしいんです。だから、体外離脱を経験したかったら、そこを刺激すればいいのかもしれません。

やました　自由自在ですね。戻って来られないと大変だけど（笑）。そういう物理的な体外離脱じゃなくても、瞑想《めいそう》なんかをしていると、自分がもう１人の自分を見ているような感覚になりますね。何をもって瞑想というかは難しいですが、私自身は、もう１人の自分が自分を俯瞰する作業を瞑想だと思っているんです。俯瞰イコール瞑想だと思っている。

帯津　最近は、臨死体験そのものも、脳の中の現象としてだんだん説明がついてきているようですね。脳虚血で起こるんだとかね。そこのところの証明が少しずつ進んでいるのだろうと思います。

やました　そういわれると、脳って何でしょう。

帯津　何でしょうね。脳科学者の茂木健一郎《もぎけんいちろう》さんは、世の中はすべて脳内現象だといっていますね。脳が何でも理解して、それに尽きるというんです。だから死ねば何もない。脳が働かなくなればもう何もない、とね。

やました　唯脳論ですね。でも、脳がいのちをつくっているわけではないのですよね。

帯津　私も脳内現象だけではないと思う。人はもっともっと大きないのちの流れの中で生きている。300億年の循環の中でね。脳も肉体の一部だから、地球上での仮住まいに過ぎない。

やました　それなのに、ただ脳の中で起きている現象だと決めつけられてしまうのは、ちょっとさみしいような。

帯津　まあ、死後の世界については皆目わからないわけですから、脳科学者としての1つの見識と考えればいいのでしょうね。一方で、臨死体験した人たちはたいてい、それぞれいろいろな形で向こうの世界を垣間見た記憶を語っています。たとえば、私が勤務医をしていた頃に、ある看護師さんがウイルス性肝炎の患者さんの採血に使った針を誤って自分の指に刺して劇症肝炎になり、心電図がフラットになってしまったことがあった。つまり、急死したわけですが、幸いにも心臓マッサージで生き返ってね、元気になったんです。そのあと、自分の臨死体験をしゃべるようになった。これが何回聞いてもおもしろい。落語みたいなもので、話の内容はわかっているんだけど、何回聞いてもおもしろかった。

やました　どんな話だったのですか？

帯津　簡単にいうとね、港みたいなところに船がいっぱいあって、彼女はその船に乗って向こうへ行こうとするんだけど、自分が乗る船がどれだかわからない。船にはそれぞれ乗船者名簿みたいなのがあって、自分の名札を探すんだけど、いくら探しても見つからないというんです。真に迫った話し方をするので、本当におもしろかった。

やました　名札が見つからなかったので、船に乗らずに帰って来たのですね。

帯津　そう、帰って来た。そうしたことも、脳内現象の1つだと説明する人も昔からいます。

やました　ちなみに、300億年の旅を終えて虚空へ帰ったあと、いのちはまた地球へ戻って来るのでしょうか。

帯津　またここへ戻って来る。ダライ・ラマさんの輪廻転生《りんねてんしょう》からは、ちょっと外れる話ですけどね。ダライ・ラマさんが最高指導者を務めるチベット仏教では、死んで肉体が滅びたあと、魂は残って地球上で生まれ変わると考える。私は決してこの考え方を否定するつもりはないですが、いろんな考え方があっていいと思う。

やました　こう考えたらどうでしょう。チベット仏教でいう魂と、帯津先生のおっしゃるいのちが同じものだとしたら、ふつう、いのちは100年くらいの間に地球でエネルギーを充電して虚空へ帰るのだけど、たまたまエネルギーを貯め損なった人は、死のあとも地球に居残りとなって、小さく輪廻転生を繰り返している。そうした人も、やがていのちのエネルギーが十分に貯まったら、ふるさとの虚空へ向けて150億年の旅に出ていく、と。つまり、本軌道に乗りそこなって、輪廻転生する。

帯津　それはいいですね。試験に落ちた人が輪廻転生なんだ。追試験だから、もう1回がんばれってね（笑）。

健康を脅かすからだの汚れ「エントロピー」

やました　2013年に大阪で開かれた日本ホリスティック医学協会のシンポジウムで、帯津先生は「ホリスティック医学における断捨離」について話されていましたが、そのキーワードが「エントロピー」でしたね。

帯津　そう、生きていることは、あらゆる手段を講じてダイナミックにエントロピーを捨てていることにほかならない、なんたるダイナミズム、胸が高鳴る、とね。

やました　エントロピーというのは無秩序さの指標で、世の中の現象はすべて放置しておくと必ずオリが溜まる、つまり秩序が失われていくといわれていますね。

帯津　エントロピー増大の法則ね。

やました　はい。断捨離的にいうと、部屋は無自覚でいると、どんどんと余計なモノたちが溜まっていくということになりますが、人体においては「からだのオリ」が増していくといったとらえ方でよろしいのでしょうか。

帯津　簡単にいうとそうですね。参考までに少し詳しく説明すると、昔ね、エントロピーのことを勉強しようと思って、当時農工大で物理の教授をやっていた大学時代の友人に連絡したことがあるんです。そしたら、「エントロピーのことはずいぶん研究したけど、結局わからないからもうやめたんだ」という。でも、こっちは素人だから、ちょっと教えてくれるだけでいいといったら「いいよ」といってね。彼の研究室で3～4時間かけて講義してもらったんです。そのときね、教室の黒板が数式で全部埋まるくらい説明してくれたんだけど、さっぱりわからない（笑）。とはいえ、エントロピーを数式で表すと、基本的には、「Y＝klogSなんです。「k」というのはボルツマン定数《じょうすう》で、「log」は対数、「S」は状態の数だから、それが増えるとエントロピーも増える。状態の数が多いというのは乱雑なんです。すっきりしていない。それがエントロピーなんです。

やました　ああ、断捨離チックになってきました（笑）。

帯津　エントロピーについてちゃんと理解しようとすると大変なことになる。相当に物理学の基礎のできた人でないと解き明かせない。ただ、あの頃はエントロピーが数学や物理の側面ではなく、エコロジーなどの社会問題の中でブームになった。そのとき、一般向けに「エントロピーというのは廃棄物のようなもの」、あるいは「サビとか汚れのようなもの」と表現されていました。だから私も、エントロピーはサビや汚れであり、からだの中でサビや汚れが溜まってくると健康が脅かされるという説明で、もっぱらお話ししています。

やました　そもそも、帯津先生はどのような経緯でエントロピーに注目されたのですか？

帯津　20年以上前にね、中国の北京大学で講演したんです。そのとき、中国医学を用いたがん治療の話をしたのですが、私が話し終えたあと、会場にいた学生の1人が挙手して、「気に関する帯津先生の見解をお聞かせ願いたい」と質問してきた。当時、日本では気についてしっかり研究された文献がなかったので、私はあえて勉強しないことにしていたんです。中国の人と同じように、信じていればそれでいいと思うようにしていた。だから、いきなりの質問にぎょっとしました。しかも、経済学部の学生だったので、気は生命の根源物質だといっても始まらない。そこで、とっさに昔考えていたことを答えたの。「これは物質か、エネルギーか、情報か、あるいは原理か、そういうことはわからないけど、とにかくエントロピー増大の法則とは反対方向に進むものだ」といったんです。すると、質問した学生はとても納得した様子でうなずいてくれた。そしてね、会場にいた学生たちがみんなで「そうだシャンだよ」「シャンだ」「シャン」「シャン」と大合唱になったんです。

やました　シャン？

帯津　シャン（熵［shāng］）というのは、中国語でエントロピーを表わす言葉です。このとき、みんなが同意してくれたので、これでいこうと決めた。つまり、エントロピー増大の法則と反対の方向へいくのが気であって、中国医学はエントロピーの医学なんだということを、そこからいい出したんです。

やました　つまり、エントロピーの増大を解消していくのが気であり、それをうまく活用しているのが中国医学だという解釈でよろしいでしょうか。

帯津　ええ。実際に中国医学というのは、すべてエントロピーで説明がつきます。体内のエントロピーは、モノや熱にくっついて体外へ捨てられますが、中国医学は基本的に瀉《しゃ》（排泄）の医学なので、呼気や汗で放熱したり、尿や便を排泄したりといった〝出す〟ことを重視しています。だから、余分なエントロピーを上手に捨てていくうえで、中国医学の方法論は最適です。しかも、エントロピーがくっついたモノや熱を出口までスムーズに運ぶための、循環をよくする治療法が充実しているのも、中国医学の特徴です。モノや熱が足りない体質（虚証）の人には補法という治療法もあります。当然ながら、中国医学が確立された数千年前には、エントロピーなどという概念は存在しなかったわけだけど、初期の時代から「排泄する（捨てる）」ことに焦点を当てて組み立ててきた中国の先人たちにはまったく驚きます。

エントロピーに追いつかれたら一巻の終わり

やました　私が初めてエントロピーという言葉に出会ったのは、立花《たちばな》隆《たかし》さんの『エコロジー的思考のすすめ』（中公文庫）という本だったんです。その中では、エントロピー増大の法則は至るところに見出され、会社が倒産するのも、夫婦に倦怠期が訪れるのも、道路が渋滞するのも、生きがいを失った人間が無気力になるのも、すべてエントロピーの増大であると書いてあった。そして、生物というもので考えた場合、エントロピーの低い状態を維持することが、すなわち生きることにほかならない、というような表現で説明されていたんですね。これを読んだとき、私はふと「生まれても死に向かっていく、それがエントロピー増大という宇宙の法則ではないか」と思ったんです。

帯津　なるほど。

やました　私たちはおぎゃあと生まれたときから死に向かっていく存在であり、断捨離的にいったら、モノは生産されたときからゴミに向かっていく。でも、だからといって、モノを取り込むな、生きるなという話ではないですよね。私たちは生まれたかぎりは、どうせ死ぬんだとわかっていても生きていかなければならない。そうした循環の中に私たちがいるんだなというのをしみじみと感じたんです。だとすると、エントロピー増大の法則は、いのちの法則ととらえてもいいのですよね？

帯津　物理学の世界では、いちばん確かな法則なんです。覆《くつがえ》しようがない法則といわれています。生物で考えれば、いのちの法則といっていいかもしれませんね。からだの中のある部分のエントロピーが高まってくると、先にお話ししたように、エントロピーを排泄物にくっつけて捨てるというのが一般的な考え方ですが、分子生物学者の福岡伸一《ふくおかしんいち》さんは、『動的平衡　生命はなぜそこに宿るのか』（木楽舎）という本の中で、もっとドラスティックにいっています。私たちのからだは絶えず、古くなってエントロピーの高まった組織（たんぱく質）を壊して捨てている。そして、それはすぐに食べ物として入ってきた新しいたんぱく質、つまりアミノ酸によってつくり変えられることでエントロピーは低く保たれ、私たちはエントロピー増大の法則から必死に逃れているんだとね。それでも、エントロピー増大の法則はそんなやわじゃないから、いずれ追いついてくる。追いついてきてつかまったのが死だと。

やました　非常にわかりやすいですね。日々、私たちはエントロピーが増大する法則、すなわち宇宙の法則、いのちの法則の中にいるんだけど、それと同時に宇宙といのちの法則の中に、それを解消しようというのかな、エントロピー増大に逆らう力も授かっている。

帯津　そうです。その力というのが生命場に備わっている生命力、すなわち、いのちと自然治癒力だと私は考えています。

やました　だけど、生命力にも限界があって、いつかは必ずエントロピーの増大に追いつかれてしまうのですね。

帯津　うん。追いつかれる。それが死であり、人間の宿命です。

やました　なるほど。いのちっていうのは必ず死に向かっていく。誕生したら必ず死に向かっていく。私たちは死に向かって生きているのですね。

帯津　だから、一生懸命に気功をやったり、漢方薬を飲んだり、呼吸法をしたりといった養生に日々励むことが、エントロピーから逃れる努力なんです。それでもやっぱり最後は追いつかれてしまう。逃れることはできない。追いつかれたらもう一巻の終わりです。

やました　アフリカのサバンナで、草食動物がヒョウやチーターに追いかけられて、逃げて、逃げて、逃げ回った末に追いつかれて食べられてしまう、そんな光景が頭に浮かびました。私たちも大きく見ればそういうものなのですね。エントロピーに最後は食べられてしまう。最後はそうなんだということを受け入れる意識がないと、人間は永遠に死なないかのような幻想にとらわれて、過剰な延命治療を求めたり、医者の医療ミスで早く死んだみたいなことをいい出すことになると思うんです。いのちの法則として、最後に死があるんだという意識が必要ですね。

帯津　エントロピーの法則にいつか追いつかれるという宿命を理解している人が、儒教でいう賢人です。だから、死に際してもあわてない。賢人より上に位置する聖人は、もはやエントロピーの法則さえ眼中にないので、生と死を超越している。これに対して普通の人は、死を分析的に見ないから恐れて取り乱すというわけです。

溜まった汚れを捨てるというくりかえしが生命現象

やました　エントロピーに追いつかれて死んだら、エネルギーは消滅するのか、エントロピーにとりこまれるのか、その辺はどうなんでしょう。

帯津　物理学では一巻の終わり。いのちが永遠に続くなんて、そんなことはいわない。心身が崩壊して終わり。それにいのちをくっつけると、宗教になってくるし、哲学になってくる。

やました　先生はくっつけますよね。

帯津　くっつけますね。いのちはエネルギー不滅の法則で続くだろうと、そういうふうに思っています。

やました　いまは肉体を手放しただけだと。

帯津　うん。哲学者の池田晶子《いけだあきこ》さんは46歳で亡くなりましたが、「池田は死ぬが私は死なない」と著書の中で述べています。この1行がすべてを表していると思うんですね。自分のいのちは続くんだと。そういって彼女は死んでいった。いま頃、「そらみたことか」といっているかもしれない。

やました　エントロピー増大の法則が、宇宙の法則であり、いのちの法則だとして、ではそもそもなぜエントロピー増大の法則があるのでしょうか。

帯津　これは熱力学の中で出てきた考えで、熱力学第2法則というんだけど、いやあ、これは難しいですよ。だから私は深く踏み込まずに、こう考えることにしているのですよ。

生命を維持するために、私たちの体内では日夜さまざまな反応が営まれています。それらの反応を推進するエネルギーは太陽に発して、植物の光合成を介して酸素と炭水化物という形で私たちの体内にもたらされます。そして、それぞれの反応に即した形のエネルギーに変換されるわけですが、この変換のたびにエントロピーが出てきます。こうしてエントロピーが増大してくると、体内の秩序性が失われて健康が害されることになります。

　にもかかわらず、私たちは毎日溌剌《はつらつ》として生きています。なぜなのか。それは体内で発生したエントロピーを熱や物に引っつけて、廃熱、廃物の形で体外に捨てているからなのです。汗、涙、呼気、大小便などとして。

　つまり、エネルギーを変換する作業とエントロピーを捨てるという作業が合わさったものが生命現象なんですね。

やました　出てきた溜まったものを捨てるというくりかえしが生命現象？

帯津　そうです。

やました　捨てなかったら生命力はないってことですね。

帯津　そう、捨てなければだめなんだね。

やました　やはり捨てるって理にかなっているんだな。だから、捨てずに溜め込むことをしてしまうと、からだがおかしなことになる。いまふと、アラビア半島にある死海が頭に浮かびました。死海は塩分濃度が高いから、魚がいっさい棲んでいない。周囲には緑も生えていない。ところが、そのすぐ近くにあるガリラヤ湖は緑豊かで魚も棲んでいる。両者の違いは何かというと、死海には河川を通じて水が流れてくるんだけど出口がない。大気中に水が蒸発するだけで、水の流れがないんですね。だから塩分濃度が高くなっている。一方、ガリラヤ湖はちゃんと水の出口がある。つまり、出口がないというのは、どれだけ恐ろしいかという話なんですね。いのちは出口があってこそなんですよね。排便してこそ、私たちは食べられる。吐いてこそ、吸える。これが徹頭徹尾、いのちのメカニズムにかなっている。捨てることを怠ったら、必ずやおかしなことになる、と。

帯津　呼吸法も、東洋の呼吸法は吐く息重視ですよね。吐く息に意識をおいて、吸う息はぼんやりとしている。これは老子の「無為自然」につながるとよくいわれます。西洋ではラジオ体操の深呼吸のように、吸う息が主です。だから、西洋は欲張りの思想で、東洋は老子の思想という人もいたけど、私がロンドンでスピリチュアルヒーリングの研修を受けたとき、そこで教える呼吸法は吐く息重視でした。だから、洋の東西を問わず、吐く息を重視することが呼吸法の原理だと思うんですね。

やました　私も散々ヨガで吐くことをやってきました。吸い続けても限界がある。吐きさえすれば自然に吸えると、繰り返し教わってきました。「呼吸」という文字も、吸うを呼ぶと書きますよね。吐いたことによって吸うを呼ぶ。そういう理論ですよね。『タオの法則』（ヒカルランド）を著した千賀《ちが》一生《かずき》先生は、老子道徳経48章について、「手放し難きを手放せば、得るべきを得る」と、そう解釈しているんです。呼吸法でいえば、吐いたら必ず吸えるということですね。自分がいちばん執着しているものを手放したら、必ずそれに代わるものが得られるという理解なんです。私はこれがとても好きで、老子の48章の最後の「無為にして為さざるを無し」は、まさにこのことをいっているのではないかと思っているのですが、これについては、4章であらためてお話を聞かせてください。

帯津　老子ですね。わかりました。

第2章

人生に必要なものは、じつは驚くほど少ない

「先生、軽やかに生きるには
居心地のいい『場』が
重要だと思います。
どうつくったらいいですか？」

「『場』はつながっているので、
みんなの居心地がよくなるように
努力することが、
結果的に自分の居心地のいい
『場』をつくることになるんです」

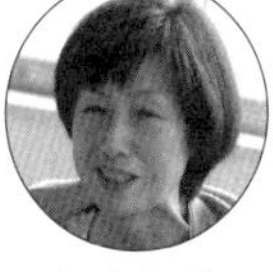
やました

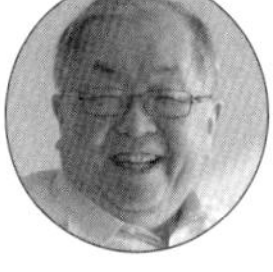
帯津

人生に必要なものは「酒と本と女と男」？

やました　『人生に必要なものは、じつは驚くほど少ない』というこの本のタイトルは、五木寛之《いつきひろゆき》先生の『林住期《りんじゅうき》』（幻冬舎文庫）の中で見つけた言葉です。まさに断捨離の概念をひとことで言い得たような言葉だったので、今回、ぜひ使わせていただきたいと思って帯津先生にご相談したら、帯津先生から五木先生にお話を通してくださって、本当にありがとうございます！

帯津　いや、お礼をいうなら、タイトルに使うことを快諾してくれた五木さんにいってください（笑）。

やました　五木先生、ありがとうございます！　この場を借りてお礼申し上げます。

帯津　ははは。

やました　ところで、その本の中では、人生に必要なものは「一人の友と、一冊の本と、一つの思い出があれば、それでいい」という、ある人の言葉が引用されていて、五木先生はそこに「私の場合なら、一匹のイヌをつけ加えたいところだ」と書いておられます。帯津先生はご自身の人生には何が必要だとお考えですか？

帯津　そうねえ。酒と本と、あとは女かな（笑）。

やました　女性ですか（笑）。

帯津　男の友だちより、やっぱり女のほうがいいね。だんだん女のほうがよくなってくる。酒を飲むにしてもね。

やました　恋人じゃなくてもいいのですか？

帯津　女性は飲むだけのつき合いもいいものですよ。気分がいい。だってね、高校時代、本当に肝胆相照《かんたんあいて》らすような仲だった友人たちといま飲んでも、意外とつまらない。こいつ成長していないなと思ってしまう。それなら女の人のほうがずっといいです。

やました　ああ、私も誰かにいわれたことがありますね。昔の友だちとずっと仲よしこよしというのは、どっちも進歩していない証拠だって（笑）。それに私も、男性の友人は確かに必要ですね。

帯津　そうでしょ（笑）。私はね、それこそ断捨離的なんだけど、モノに対してほとんど執着がないんです。たとえば、仕事でどうしても必要な筆記用具にしても、ボールペンなんていつも人のものを借りて使っています。人がいないときは、その辺のものを適当に使う。それで全然かまわない。ただ万年筆だけは、原稿を書くので10本くらい持っていますが、あとは何もいらない。収集癖なんかまったくないし、住むところだって、月の半分がホテル暮らしです。それで全然かまわない。

やました　私も、生きるために必要なものは少なくてかまわないと思うんです。なぜかというと、基本的に目の前にあるモノしかどうせ使えないからです。バッグを10個持っていたって、そのときには1個しか持てない。だから、「いま、ここ」に焦点を合わせたら、驚くほど少なくていい。モノが状況に応じて流れていけばいいだけだなと思うんです。つねに少ない量が変化して入れ替わる。ただし、それは流れで入れ替わることが前提になっている。いまこれを手放しても、また目の前に新たなモノが流れてくる、次に必要なモノが流れて来るという信頼があればこそ、少ないモノで満足できる。信頼というのは、自分自身への信頼であったり、自分の未来への信頼であったり、他者への信頼だったり、社会への信頼だったり、宇宙への信頼だったりするわけですね。流れて来ることを疑っていると、抱えざるを得ない。「二度と手に入らなかったらどうしよう」という不安から執着心が生まれる。そうすると、逆に驚くほど多く抱え込んでいかなければならなくなる。だから、信頼と執着はシーソーのようなもので、執着が増すと信頼が少なくなるし、信頼が大きくなると執着が小さくなる。そんな関係にあるのかなと、先生といまお話ししながら考えていたんです。逆にいうと、驚くほど少ないもので暮らしていこうとする姿勢をとったときに、自動的に信頼心が高まって、執着心が減っていくんだなと、そう思いました。

帯津　執着がすぎるのはいいことじゃないね。

やました　世の中には、押し入れの中に昔のアルバムを溜め込んで、ほとんど開くこともないのになかなか捨てられないでいる人がたくさんいます。デッドストック、まさに死蔵であって、それが溜め込まれた空間は死蔵スペースです。自分がいつも暮らしている住空間の中に、そんな死んだ空間があったら、いのちはどんどん萎えてしまうと思う。

帯津　私はね、昔の写真が手元に1枚もないんです。あるとき女房が、全部捨ててしまったの。

やました　どうして捨ててしまったのですか？

帯津　女の人と写っている写真がいっぱいあったので、きっとやきもちを焼いたんだな（笑）。だから、この間、ある出版社の編集者の人から、今度出版する本の中に私の幼少期の写真を載せたいので貸して欲しいといわれたのだけど、1枚もないから困ってね。どうしようかなと思っていたら、幸い弟が、私の写っている写真を持っていたので助かったんです。まあ、もともと写真にもあまり執着はなかったからね。

やました　さほど執着がなかったとしたら、奥さまがうまく断捨離してくださったということですね。死蔵スペースを解消して、先生の生命場を高めてくれたということです。

帯津　ああ、なるほどね。

やました　所有するというと、なんとなく一生持っているように思いがちですが、帯津先生の「場」の理論でいえば、モノが存在する「場」と、いま自分のいる「場」が、たまたまここで重なっているから一緒にあるのであって、関係性が終わったらお互いに離れていくんですよね。

帯津　そう。別の「場」に行く。

やました　ときと「場」なんですよね。そのとき、その「場」。でも、なかなかそういうふうに思えないのは、やはり執着を持ってしまうからなんですね。

帯津　そうですね。

やました　恐れですね。さっきいったように、二度と手に入らないんじゃないかという不安。先生みたいにお酒をいろんな方からいただいて、それをどんどん飲んで、どんどん人にふるまっていると、またどんどんあちこちから入ってくる。いつも流れているからいいんですよね。先生が飲まないで溜め込んでいたら、きっと、その循環は止まってしまう。

帯津　モノを所有することに興味がないんですね。それよりも、いいウイスキーならロックやストレートで飲もうとか、ちょっと安いウイスキーならハイボールや水割りでもいいかなとか、そういう飲み分けはしますけどね。モノよりも、スピリットがあればそれでいいの。

やました　所有というより、活用という感覚なんですね、だから、そのとき必要なものが目の前に流れてきて、関係が終わったら、また違うところに流れていけばいいと思えるんだ。所有するということは、きっと「いま」という感覚の中にない。「いま」という時間に集中すると、いま持てるものは1個、いま飲めるお酒は1本だから、ときの流れという概念を持ってくると、必要なものは本当に驚くほど少ない。そのときそのとき、その「場」で活用するなら、本当に1個でいい。空気だって、いまひと息分吸えるだけしか必要ない。

帯津　そうですね。酒を飲むグラスもね、何でもいい。夕食のときにいつもウイスキーをロックで飲むでしょ。そのロックグラスをね、病院の職員の人がちゃんと私用に買って置いてくれているんだけど、私はどうでもいいの。他人のグラスで飲んでしまうこともある。一事が万事そうでね、あんまり「これ」ということはないんです。

やました　所有ということにこだわると、過去や未来の分まで抱え込んで、いまが重くなってしまう。たとえば、真夏の炎天下でフルマラソンに挑戦するようなとき、ゴールにたどり着くまでに飲料水が足りなくなるのではないかと心配して、リュックサックに何十本も水のペットボトルを入れて走っていたら、それこそ重くて大変ですよね。一方、コースの途中にある給水ポイントで水を飲めるという安心感と信頼感があれば、余計な重荷を背負わなくて済む。そのとき、その「場」で必要な水だけ飲んで、身軽に走ることができるわけです。人生も同じで、断捨離することによって、いまの自分に本当に必要なものに気づくと、「人生に必要なものは、じつは驚くほど少ない」ということがわかってくる。そう思っているんです。

断捨離して人生の後半を快適にしよう！

やました　実際にこんなケースがあったんですよ。30代の息子さんご夫婦と、60代の親御さんご夫婦の二世帯住宅にお邪魔して、私が断捨離のアドバイスをしたときのことです。どちらの住宅もたくさんのモノを溜め込んでいて、廊下を通るときにはからだを斜めにしないと通れない状況でした。でも、ご本人たちはモノが空間を占拠していることに無自覚で、「捨てる」という意識を一切持っていない。そこで、まず着手したのは玄関です。半畳くらいの狭い玄関に雑多に置かれた靴を「これ履いていますか？」と聞いていき、本人たちに自分とモノとの関係の問い直しをしてもらい、捨てていいものに気づいてもらう。すると、あっという間に不要な靴はなくなり、玄関が見違えるように広くなった。

このようにして捨てる気持ちよさを1回経験すると、今度は捨てることにどんどんハマっていきます。このご家族もそうでした。1ヵ月後には、2世帯で4トントラック1台分の不要品を捨てることに成功したのです。

帯津　4トンものゴミと暮らしていたということですか。それはすごいな（笑）。

やました　そうなんですよ。しかも、とても興味深いのは、断捨離を実践したあと、生き方や考え方、人生観が劇的に変化するケースがたくさんあることです。夫婦の関係性や、嫁姑問題、子どもとの確執、友だち関係のいざこざなど、それまで抱えていた問題が解決したり、あるいは逆に離婚を決意したり、会社を辞めて引っ越す人もいたり、なかには健康状態に変化が現われる人もいます。とくにぜんそくやうつ病が「よくなった」という声を耳にしますね。

帯津　ほう。初めて聞きました。ホリスティック医学の観点からも、ちょっと興味深い話ですね。

やました　私がこれまで出した本の中でも、断捨離を実践した方たちのいろいろな事例を紹介していますが、あまりにも劇的に変わった人については、逆に本に書けないんです。ウソくさくて（笑）。「こんなことあるはずがない」と、おかしな受け止められ方をされるのは残念ですからね。おそらく、断捨離によって思考が整理されるとともに、身のまわりに適度な空間ができたことで、帯津先生のおっしゃる生命場が向上するためではないかと考えています。身のまわりの環境、たとえば引き出しの中だけでも、自分にとって要らないモノの見極めができるようになると、それが結果的に生命場を向上させ、からだ、こころ、いのちにいい影響を及ぼすのだろうと思うんです。

帯津　やましたさんがさっきいっていた「いのちがごきげん」になっていくということですね。私の提唱する「攻めの養生」に通じるところがあるような気がします。

やました　はい。とくに、50代に入った頃から、断捨離で身軽になっておくことは、人生の後半を軽やかに生きるうえでとても大切だと、私はいつもセミナーなどでお話ししています。50代から60代くらいの方たちは、それまで子育てや仕事で忙しくて、なかなか断捨離を実践する余裕がなく、家の中にたいていたくさんの不要なモノを溜め込んでいます。無意識・無自覚のまま、漫然とモノを堆積していることが、自分の暮らしや生き方、考え方、さらには健康に関わる大きな要素になっているとしたら、これは深刻な問題ですよね。自分はキレイ好きだと自負している人も、収納スペースをあらためて確認すると、使っていない不要なモノが意外にたくさん溜まっていたりします。これから述べるような「ときめきに満ちた軽やかな老後」を実現するためにも、ぜひ50代、60代という人生の大きな節目に、家庭という「場」の空間を、いまいち度じっくり点検し、溜まっているオリをきれいに断捨離してほしいと思っているんです。

努力する、サポートする、励ます、応援する

やました　家庭とは別に、社会で生きていくうえでも「場」というのはとても大事ですね。学校にしても会社にしても、そのほかの「場」にしても、そこに身を置いたとき、無条件で居心地がいいなあと感じる「場」があります。落ち着くというか、やすらぎを感じるというか、元気になったりする「場」がありますよね。

帯津　ありますねえ。私にとっては、よく行く馴染みの居酒屋さんなんかは、まさにそうです。

やました　居酒屋さんですか、それは私も心当たりがあります（笑）。そうした社会の中での自分にとって居心地のいい「場」というのは、自分とモノとの関係性にとどまらず、自分と他者、つまり人と人との関係性も重要なポイントになると思うのですが、先生の「場」の理論、もしくはいのちのエネルギーの理論でいうと、居心地のいい「場」というのは、どうやってつくられるのでしょうか。

帯津　私たちはいつもどこかの「場」に身を置いていますね。このとき、同じ「場」にい

る周りの人たちと、絶えず影響しあって存在しています。だから、人は「場」の中で生かされているといってもいいんですが、そこに身を置く人たちがみな、いつも躍動していいエネルギーを発散させていれば、「場」のエネルギーはぐんと高くなります。それがそこにいる人たちの「場」をさらに高め、そのことによってまた「場」のエネルギーが高まるという、非常にいい循環が生まれます。こうした「場」に身を置いているときは、とても居心地がいいわけです。

やました　その「場」にいるみんなが、居心地がいいと感じるのですね。

帯津　そうです。「場」はつながっているので、みんなの居心地がよくなるように努力することが、結果的に自分の居心地のいい「場」をつくることになります、たとえば、医療の「場」でいうとね、患者さんを中心に、ご家族や友人、医師や看護師などいろんな人が「場」をつくっています。その中で、患者さんを含めてすべての人が自分のいのちの「場」をどんどん高める努力をし、そしてまた人のいのちの「場」に思いをやって、その人のいのちが高まってくるのをサポートする。そうすることで、全体の医療という「場」のエネルギーが高まり、自然治癒力も高まってくるわけです。その結果として、患者さんは病を克服し、ご家族や友人、医療者も癒されていって、みんなが幸せになる。これが本来の医療なんですね。だから、医療というのは「場」の営みなんです。そういうつもりで身を置いて、身を置いた人がそのことをしっかりと肝に銘じて動かないといけない、と私はいつもいっています。これは社会のどのような「場」にも当てはまることです。

やました　その「場」の営みの中にいる私たち1人1人の責任というのも、ネットワーク的にあるということですね。

帯津　そうです。自分も努力しなければいけない。それから、人が努力するのをサポートすることもしなければいけない。いくら自分の「場」を高めようとしても、人の「場」に無頓着だと、その「場」のポテンシャルは下がってしまいます。居心地が悪くなる。自分の居心地が悪いだけじゃなくて、会社などの組織であれば全体の士気が下がって、結果的に業績も落ちる。だから、よく企業の人たちが「生き残りをかけて」なんていうけど、私はこの言葉が大嫌いなんです。生き残るんじゃない、みんなで生きなければだめなんです。

やました　確かによく耳にする言葉です。NG言葉なんだ。そんなことをいっていると、結局は自分も生き残れなくなる。むしろ、人を応援することによって、自分のいのちのエネルギーはぐんと高まり、組織全体のポテンシャルも上がっていくということですね。

帯津　そうです。診察をしているときにも、患者さんから会社の人間関係などについて悩みを聞くことがよくあります。そうしたとき、私はいつもいうんです。会社の「場」を高めるためには、あなたも当事者なんだから、あなたも努力しなければいけない。1人1人が努力して、みんなで「場」のエネルギーを高めていく。そうすると、それに引きずられて、また自分の「場」も高くなる。そうした、いい循環をつくらなければだめだとね。

やました　それはすばらしい環境論ですね。その「場」に身を置いた以上、自分もそれにコミットして高める。

帯津　一緒にいる当事者の「場」を高めてあげるように、いつも気を配るわけです。そうすると、自分も高まってくる。やっぱりね、患者さんと話をしていると、生活環境にまったく問題がないという人は少ないですよ。世の中は複雑になっているし、ストレス社会だから、みんなそれぞれいろいろな悩みを抱えて生きている。それでも、その家庭や職場で生きていくと決めたなら、その中で自分のいい「場」を見つけたり、その「場」をよくしたりしていくことが大事です。

やました　自分がなにも努力しないで、周りの人のせいばかりにしていたら、その「場」も上がらないし、自分も上がらない。

帯津　一生懸命に頑張っている人がいたら手伝ってあげないとね。

やました　手伝う、励ます、応援する。結果、それによって「場」が高まり、コミットメントも深くなるということですね。

いい「場」に身を置く選択と決断

やました　いい循環をつくるためには、人のいのちの「場」に思いをやることも大切だと、さっき先生は表現されましたが、これは具体的にどのような行動をとればいいのでしょうか。

帯津　いちばんは他者を敬う気持ちを持つことです。つねに他者を敬い、己を慎む気持ちでいると、日常の何気ない言葉や態度を通じて周囲の人に伝わります。すると、自然に周りの人の「場」が高まって、みんながお互いを敬う気持ちになっていきます。そうなるとね、自然にその「場」に温もりや笑顔が増え、自分の「場」も高まってきて、居心地のいい空間が自然にできていくわけです。

やました　なるほど、他者を敬う気持ちを持つ。

帯津　人だけじゃなく、モノに対してもそうです。サプリメントだって、やたらと人が飲んでいるのが気になって、あれこれ手を出す人と、特定の1〜2種類に愛着をもって飲み続ける人ではまったく違います。この差は大きい。自分のサプリメントを1度決めて飲み始めたのに、別の人が新しいのを飲んでいると、そっちが気になって仕方がないなんてことをしていると、サプリメントは自分が大事にされていないとわかって応えてくれないんです。

やました　目の前のサプリメントを信頼していないから、ほかに目がいってしまう。1つのものを信頼して「ありがとう」という気持ちで飲んでいると、サプリメントも応えてくれるということですね。

帯津　そう。愛着を持ってやれ、と私はいつも患者さんにいうんです。余計なところに目を配るなよと。自分の飲むものに愛着を持て、と。

やました　人間関係と同じですね。自分の置かれた「場」に精一杯コミットすることが大事で、疑いながらつき合うのは禁物なのですね。

帯津　うん。浮き足立ったようにやるな、というんです。決めてかかれ、とね。

やました　疑うくらいなら飲むなという話ですね。でも、飲み続けてみてどうしてもコミットできなかったら、つまり自分にとってちょっと違うなと思ったら、そのサプリメントとさようならをする。

帯津　ええ。患者さんから「このサプリメントを飲んでいるのですが、これでよろしいでしょうか」と相談されることがよくあります。そんなときは「あなたはこれと縁があるんだから、それを大事にしましょう」と答えます。手ごたえがあまりなければ、また相談しましょうといって、まずはやってもらう。

やました　家庭や職場の話に戻しますと、社会の中にあっても、自分なりに努力してみたものの、どうしてもその「場」にいることがつらくて耐えられなかったり、そこにいるだけで気持ちが沈んでしまったりするような「場」があるのも確かだと思うんです。そういうときは、その「場」にさよならするという選択肢はありと考えていいでしょうか。

帯津　自分も当事者だから、できるだけの努力はする。さっきいったように、身を置いた以上、そこの「場」を高めて、みんなのためにならないといけない。でもね、努力してもどうにもならないと思ったら、自分で見極めて「逃げ出せ」といっているんです。そこに自分がいる必要はない。別の場へ行く。あるいは、最初からそこはそんなにいい「場」じゃないと思ったら、行かなければいいんです。

やました　そこで選択と決断があるわけですね。まずは、いい「場」を選んで身を置く。ちゃんと断捨離の「断（入ってくる要らないものを断つ）」をする。

帯津　そうです。

やました　ただ、最初はいい「場」だと思って選んだとしても、ときが流れるうちに、自分にとってつらい「場」に変わっていくことがありますね。つまり、その「場」と自分との関係性は絶えず変化していく。たとえば、家庭という「場」だったら、大好きな人と結婚して築いた家庭だったけど、夫婦の関係性もだんだん変わっていくことがある。その結果、家庭がストレスの多い「場」になったとしても、子どもが小さかったり、経済的な事情があったりすると、そこから逃れようにも逃れられない。そうした状況の中で悩んでいる人も多いと思うんですが。

帯津　確かにね。逃げ出せといっても、実際のところ、そう簡単に離婚したり、仕事をやめたりしたら、もっと困った状況に陥ることもある。だから、我慢しなければいけない場面はあると思います。ただ、我慢といっても、その「場」を高める努力はしながら我慢する、ということです。何もしないで、ただじっと我慢しているのではなくてね。

やました　そうですね。「場」を高めるためにいろんな努力をするとき、我慢や辛抱を要することもあるけれど、何もしないでぶつぶつ文句をいっているのは我慢ではなく、ただの怠慢だということですね。確かに、自分の怠慢を我慢だといって何もしないような人がよくいますね。一方で、我慢してがんばっている人もいる。辛抱しながら努力している人もいる。そこは大きな違いですね。

帯津　やむを得ず退散せざるを得ないこともある。でも、それは決して恥ずかしいことではない。

やました　一生懸命に努力しても、どうしようもなかったら、最終的には覚悟をもってそこから離れるという選択決断もあるということですね。

帯津先生の部屋はスピリットに満ちている

やました　では、帯津先生ご自身は、どのような「場」に居心地のよさを感じるのでしょうか。先ほど、今回の撮影のために少し部屋を片づけたら、ちょっと居心地が悪くなったとおっしゃいました。先生にとっては、本があふれている空間が居心地がいいということですね。居心地がいい「場」というのが、生命場の高い「場」だとすると、あのお部屋にいることで先生の生命力が高まるということなのでしょうか。

帯津　私はね、基本的に部屋に対してもそれほどこだわりがないんです。さっきいったように、月の半分はホテル暮らしです。週2日は東京・池袋のホテルメトロポリタンの中にあるクリニックで診療しているので、そのときはそこに宿泊しています。土日も講演などで出かけない日は、都内の別のホテルに泊まって原稿を書いている。ホテルはいつもきれいに掃除してあるでしょ。それはそれで居心地がいい。だから、散らかっている場所が特に好きというわけではないんですよ（笑）。モノが多いほうが落ち着くとか、そういうことではないのですよね。

やました　もちろん、わかっています（笑）。

帯津　うん。病院の私の部屋はね、前の病院のときからそうだったのですが、確かに本が山積みになっています。人からいただいた本がたくさんあってね。「この本は先生好きだと思いますよ」とか「この本をぜひ読んでみてください」といってくださるんですね。そういうものは捨てられない。読み終えたものも、読んでいないものも含めてね。加えて、自分でもよく本を買うんですよ。いつも日曜日の午後3時頃にホテルを出てね、その足で神保町の老舗の本屋へ行って1時間半くらい本を探すのが習慣になっている。たいてい5～6冊購入して、あとは行きつけの中華料理店で一杯飲みながら読む。これが愉しいんですね。

やました　そういう、いのちの流れがあるのですね。先生がおいしそうにお酒を飲みながら、本を読んでいる姿が目に浮かぶようです（笑）。

帯津　ははは。そうやって本が部屋の中にどんどん溜まっていくわけです。だけど、私にとってその空間は決して悪くない。本だけでなく、酒も部屋の中にいっぱい並んでいます。これも人からいただいたものなのですが、本と酒は私にとって特別なんです。だって、本は書いた人のスピリットでしょ。酒はスピリットそのものじゃない？　だからね、スピリットの中にいると、非常に快適なんです（笑）。

やました　そうか、わかりました。つまり、先生はご自分が身を置く場所については、特にこだわりは持っておられない。先生が大切にしておられるのは、本やお酒が持っているいのちのエネルギーというのかな、そこに対して先生が思いを寄せ、向こうも先生を思ってくれる関係にあるということですね。

帯津　まあ、そうですね。

やました　だから、思いやりという波動が、あの部屋の空間の中のネットワークに満ち満ちている。しかも、人からいただいた本やお酒が多いということは、その贈り主の方たちの温かい思いもプラスされて、それで先生はあの「場」に居心地のよさを感じるのですね。

帯津　そう。スピリットの交響曲の中にいるんです（笑）。

やました　カッコいい。

帯津　やましたさんのいう断捨離的には、問題があるかもしれないけどね。

やました　いいえ、そんなことはないです。最初に申し上げたように、断捨離って、何もかも捨ててすっきりする整理のススメとか、節約生活のススメみたいに思われがちですが、実際は「関係性」なんですね。そこにあるモノと自分がどういう関係を築いているかで、そのモノも違ってくるし、そのモノがある空間と自分がどういう関係にあるかということで、その場も違ってくる。いちばんの要諦は、そこにあるモノとの関係が、無意識・無自覚で捨て置かれていたらおかしなことになるけど、本当にそれを慈しんで愛しんでいたら、「場」自体の雰囲気が全然違います。だから、その関係をよく問い直そうよ、と私はいっているのです。問い直しをしたら、じつはもう捨て置いたモノしかなかったと気づいた人は、みなさんモノを捨てて始めるわけですが、決して断捨離イコール捨てることではないんです。大切なのはあくまで関係性だから、先生が本とお酒を絶対に断捨離しないのはよくわかります。つまり、それらは選び抜いたスピリットで、慈しんで愛しんで置いているからです。

帯津　そういってもらえると嬉しいですね。図に乗っていってしまうと、部屋だけじゃなくて、机の上もね、結構でかい机なんだけど、ここもまた本と酒で埋もれているんです。イスに座ったときに、ちょうど正面にくる、40センチ四方くらいのスペースしか空いてない。

やました　そのスペースで書き物とかをされるのですか？

帯津　いや、そこはね、私の足を乗せるスペースなの（笑）。ほら、アメリカの西部劇でよく保安官が事務所で机に足を乗せて寝ているでしょ、あんな感じで、私も疲れて部屋へ戻ったとき、いつもイスに座ってそのスペースに足を乗せるわけ。これはよく眠れるしね。すごく気持ちいい。机の上はその空間しか空いていない。だけど、それでもう十分。本当よ。

やました　そういうハーモニーの中に、先生にとっての居心地のよさがあるわけですね。ただ、地震のときなんか危なくないですか。

帯津　じつは東日本大震災のときも、昼食のあと、部屋で机に足を乗せてうとうとしていたんです。そしたら、急に揺れだして、棚に乗せてあった小物がいくつか落ちてきて、あわてて起きた。本は崩れなかったけどね。まさか東北であんなすごいことが起こっているとは知らずに、そのまま外来へ行って午後の診察を始めようとしたら、看護師たちが騒いでいて、それで初めて気づいたんです。

やました　そのとき、棚から落ちてきた「余計な小物」については、断捨離してもいいかもしれませんね（笑）。

帯津　小物もね、決して取っておくことがいいとは思っていないんだけど、いくつか取っておきたいモノがあるんだよね。私が惚れているうなぎ屋の女将さんと2人で撮った写真とかね（笑）。

やました　全国の帯津先生のファンが嫉妬しますよ（笑）。

帯津　いやいや。

やました　ともかく、先生のお部屋は、先生のスピリットであるお酒や本がたくさんあるから、ごきげんがあふれている。デッドストック、すなわち死蔵品の堆積した空間と、愛するモノにあふれた空間では、同じ散らかっていても全然違う。さっきもいいましたが、断捨離は片づけていることを誇ることでもないし、散らかっていることを否定するものでもなく、関係を問うているだけです。だから、部屋にモノがあふれていても、それらのモノといい関係を築いていれば、その人にとっては居心地のいい空間となる。そのことを伝えるうえで、先生の書斎はとても素晴らしいお手本になる気がします。

自分軸を決めて「場」を高める

帯津　私の居心地のいい「場」としては、病院の職員用食堂もそうですね。毎日夕方6時半になると食堂へ行くんだけど、管理栄養士さんが私の好きなものを用意しておいてくれるんです。ビールだけは自分で冷蔵庫から出してきてね。

やました　どんなものを召し上がるのですか？

帯津　湯豆腐と刺身、あとはジャガイモの煮っころがし、キャベツとコンビーフの炒め物なんかが多いですね。それらをゆっくり食べながら、晩酌するのがいちばんの愉しみの時間です。これだけは誰にも邪魔されたくない（笑）。

やました　先生の席は決まっているんですか？

帯津　決まっている。いちばん奥が私の席です。そこにいるとね、勤務を終えた看護師さんが夕飯を食べに来たり、管理栄養士さんが料理を用意しながら話に加わったりして、とても和やかなひとときを過ごせるの。これは本当に居心地のいい「場」だね。

やました　みんながお互いに「場」を高め合っているわけですね。そうした日常の中でも、いのちのエネルギーを高めることができるんだ。

帯津　そうそう。酒を酌み交わす「場」は、いのちのエネルギーを高めるには最高ですよ。なにしろ、酒はスピリットだから、酒を飲んでいるときはいつも居心地がいい。大学時代もね、よく飲みに出かけていました。夕方、私が下宿先で勉強をしていると、遠くから下駄の音がカラコロ聞こえてきてね。窓の下でピタッて止まったかと思うと「帯津っ！」って呼ぶ声がする。空手部の仲間が誘いにくるんです。鹿児島出身のバンカラな猛者《もさ》でね、私は「来たな、奴さん」って感じで、読んでいた本を投げ出して財布をポケットに入れ、飛び出して行く。2人であちこち行きました。とくに、東大赤門前の空き地で営業していた屋台のおでん屋さんと、綺麗なママさんがいる「フローラ」というバーにはよく通っていた。「フローラ」はね、医者になってからもずっと行って、結局、ママさんが亡くなるまで40年以上通いつめました。

やました　よほど居心地がよかったんですね。

帯津　うん。ママさんの「場」が高いから、集まってくる客の「場」もみんな高かった。本当にいい「場」でしたよ。

やました　先生ご自身もその「場」を高めるために努力していたから、それが自分に返ってきて、自分の居心地のいい「場」を持つことができたのでしょうね。ちなみに、お酒の場でも、居心地が悪いことはあるのですか？

帯津　ありますよ。私は立食パーティーなんかはキライなの。立ったままあちこち歩いていろんな人と話していると、会話も散漫になるし、落ち着いて飲んだり食べたりすることもできないでしょ。やっぱり、人と話したり、酒を飲んだりするときは、自分の陣地みたいな「場」を決めてね。じっくり向き合いたい。人にも酒にもね。だから、シンポジウムのあとの懇親会などで立食パーティーがあるときは、いろいろな理由をつくって抜け出すことにしているんです。馴染みの居酒屋でゆっくり飲んでいるほうが、酒も旨い。

やました　立食のように、あっちふらふら、こっちふらふらじゃダメということですね。自分の立ち位置をしっかり決めて、この「場」をよくするぞ、ということが大事なのですね。ちなみに、立食パーティーのような自分の好まない「場」は避けて、自分は別の「場」へ行くという選択をしたり、決断をしたりするという行為は、先生は若い頃からしていらしたのでしょうか。

帯津　うん。若い頃から大勢でワイワイやる宴会が嫌いだった。宴会は酒を愉しむという雰囲気じゃないものね。あいさつをさせられたり、人の下手な歌を聞かなければいけなかったりしてね。酒のスピリットを十分に味わえない。

やました　イヤな「場」から離れるというのも、まさに断捨離ですが、そのときは「お断りします」とはっきり相手に伝えるのですか？

帯津　あまりはっきりいうと、その「場」が悪くなってしまってもいけないからね。たいていは「もう1つ別の会があるんだ」とかいって、乾杯までは残って、乾杯が終わってから抜けてくる。

やました　自分が抜けたあとの「場」にもこころを配る、そこも大切なポイントですね。自分が立ち去ったあとはどうでもいいと思って、その「場」のエネルギーを下げるような言動をするのはもってのほかでしょうからね。

帯津　もちろん、そうです。その「場」を愉しんでいる人がいるんですからね。

やました　一般のサラリーマンの人たちは、仕事上、お酒の「場」の誘いを断ることが難しいケースも多いと思います。その場合は仕方ないとしても、「ここで断ったら、二度と誘われなくなって孤独になるのではないか」といった不安から、参加しなくてもいい「場」に嫌々出かけ、最終的に後悔しているようなケースはちょっと考え直したほうがよさそうですね。断捨離ではそういう状態を「自分軸がぶれてしまっている」といいます。断捨離のモノ選びの基準は、時間軸は「いま」で、重要軸は「私」、これがつまり自分軸です。何かを選択決断するときは、過去でもない、未来でもない、かつてでもない、そのうちでもない、まして他者の都合でもない。いまの私にとって大切なものか、必要なのか、ふさわしいかということが基準となります。「社会がそうだから」「みんながそうするから」というのは、あくまで他人軸だから、自分にとって正しい選択決断ができなくなる。帯津先生は、自分にとっての快・不快を見極められる力があって、自分で自分を満たすことができるから、他人軸が必要ない。つまり、他者に依存する必要がない。そういう強さなんでしょうね。

帯津三敬病院の「生命場」を回ってみた

やました　帯津先生の夜の「場」はもっぱら酒場のようですが、昼の「場」はなんといっても病院ですよね。全国から帯津先生に診てもらいたいという患者さんがたくさん集まって来る「場」ですから、病院の「場」のエネルギーは計り知れないものがあると思うんです。断捨離の観点からも非常に興味深いので、先生が朝出勤されてから夕食の晩酌タイムまでどのような「場」でお仕事をされているのか、一緒に病院の中を回って見学させていただきたいと思っています。

帯津　密着ルポという感じですね。

やました　まさにそうです。お写真も撮らせていただきますので、どうぞよろしくお願いします。まずは、先ほどからお話に何度も出ているウワサのお部屋、理事長室から拝見を。

帯津　ここがそうです。どうぞ、存分に見てください（笑）。

やました　本当に本がたくさんありますね。それとお酒も。

帯津　あるでしょ。毎朝3時半頃にタクシーで病院に到着して、そのままこの部屋へ直行するんです。部屋へ入ったら、最初に神棚の水と塩を新しく取り替えて、そのあと神棚に二礼二拍手一礼します。

やました　先生の柏手《かしわで》を打つ音はすごくいいですね。「場」がいいから、音も響くのでしょうか。

帯津　神棚に手を合わせ終わったら、今度はくるりと後ろを向きます。

やました　神棚の真正面の棚の上には、観音様の像がたくさんありますね。

帯津　この観音様はね、みんないただきものです。インドや中国へ行ってきた人たちが、お土産で買ってきてくれる。どれもみんな顔相がいい。自分で彫った観音様を持ってきてくれた人もいるんです。亡くなった女房の写真も一緒に飾ってあって、あれも観音様なの。

やました　ここでお経を唱えるのですね？

帯津　そう。観音様に向かって「延命十句観音経《えんめいじっくかんのんきょう》」を読む。延命十句観音経はわずか42文字で短いからいい。もう何年も前からやっているんだけど、初めは黙って暗唱していたんです。ところが、あるとき仏教学者の鎌田茂雄《かまたしげお》先生にそのことを話したら、「黙ってやってもダメだ」と怒られた。「腹の底から搾り出すような声でやれ」というんです。なるほどと思ってね。それからそうしているんです。

やました　では、いまは大きな声で唱えているのですか？

帯津　はい。部屋の外を誰かが通ったりすると驚くだろうけど、朝の3時半頃は誰もいないから大丈夫なの。しっかりやっているから、呼吸法になっていますね。これが1日の始まりです。

やました　それにしても本当にいろんな本がたくさんあって、お酒もあって、宝の山みたいですね。

帯津　そう、宝の山ですよ。

やました　どこにどの本があるか、先生はわかるのですか？

帯津　いやいや、わからないです。探しても見つからないときは新しいのを買いに行くんです。だから、同じ本が何冊もある。

やました　あはは。たいがいの場合は、いじましくて、もう一度買うのをためらう。断捨離が嫌うのは、このいじましさなんです。つまり、捨てられない、手放せないというのも、すべていじましいということ。だから、執着だとか難しいことをいわなくても、そのいじましさがなければ、じつはOKなんです。先生のお部屋は、いじましさが微塵《みじん》もない。

帯津　買ってきた順に積んであるんだけど、患者さんが送ってくれた本も結構あってね、なかには柴田勝征《しばたかつゆき》（理学博士）さんの『算数教育と世界歴史言語学』（花伝社）なんていう大作もある（笑）。
やました　確かに大作ですね（笑）。700ページくらいありますよ。
帯津　どこかで一度読んでみようと思っているんですけどね。
やました　なにかのご縁があって、先生のお手元に届いたのでしょうからね。
帯津　そうなんですよ。どの本もそう思っているんです。
やました　そうしたところに、先生と本とのステキな関係性をすごく感じます。先生ご自身の著書はここにはないのですね？
帯津　書庫があって、そっちに別に置いてあります。これも相当たくさんあって、ここには入りきらない（笑）。
やました　ああっ、本当に机の上には、先ほどお話でうかがったとおり、40センチ四方の空間がありますね（笑）。
帯津　足を乗せる「間」ね。ここにこう、両足を乗せているのが、いちばん快適なの。
やました　なるほど、その姿勢ですね（笑）。
帯津　保安官事務所みたいでしょ（笑）。
やました　いやあ、想像していた以上に保安官です（笑）。机の上の足が、保安官のブーツじゃなくて裸足のところがまた、なんともいえずステキです。

PHOTO REPORT

帯津良一先生の居心地のいい『場』を一緒に探訪！

『まずは理事長室から』

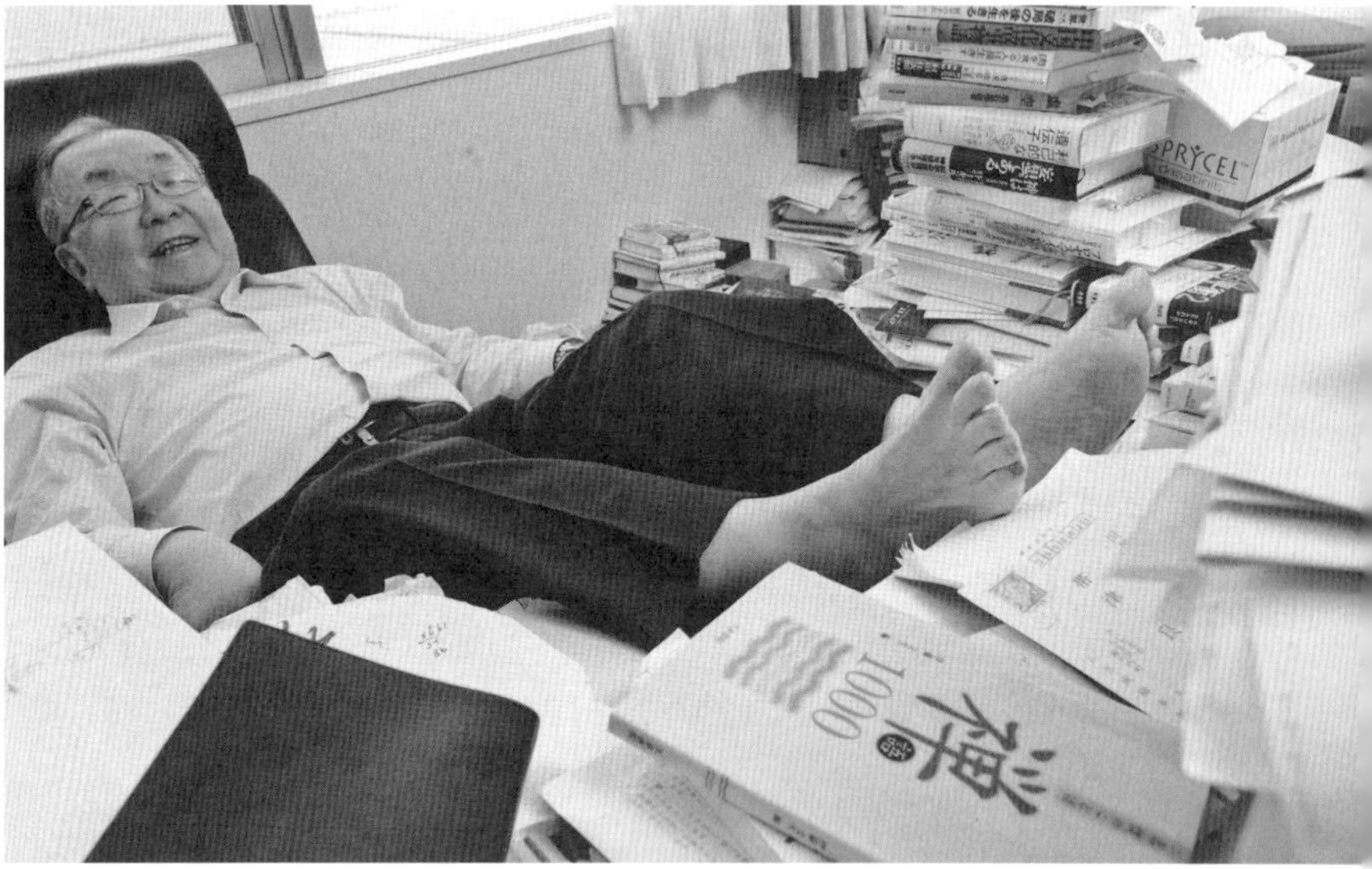

↑帯津三敬病院内ピカイチのパワースポット(?)、帯津先生の理事長室。窓外には田園風景が広がる。室内には本とお酒が山脈をなす
→帯津先生の「足間」で、やましたひでこさんも、はい、ポーズ。

↓デスクと壁の間には、先生のいのちの場を高めるスピリッツたちが勢ぞろいして出番を待つ

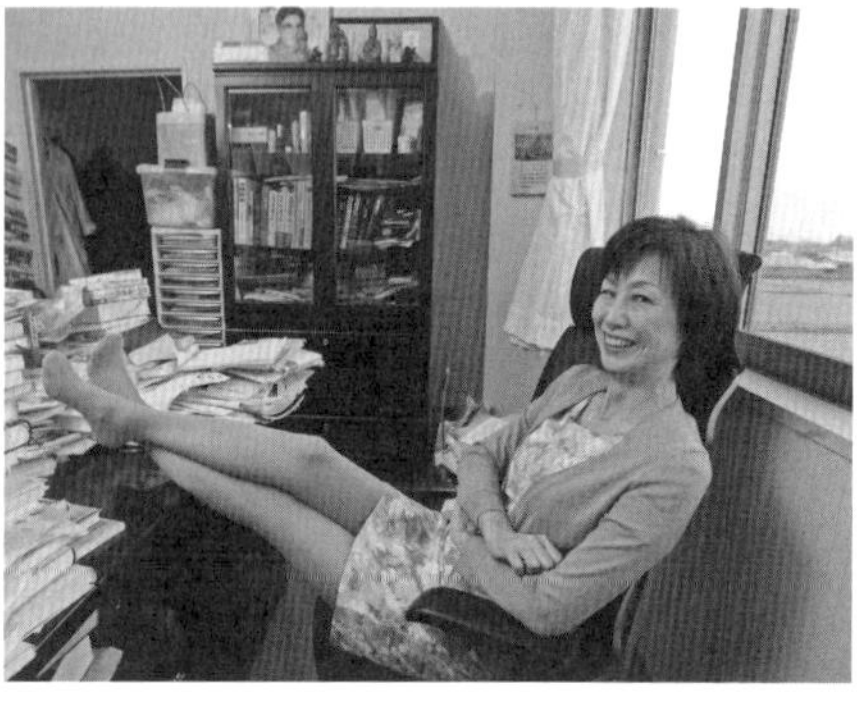

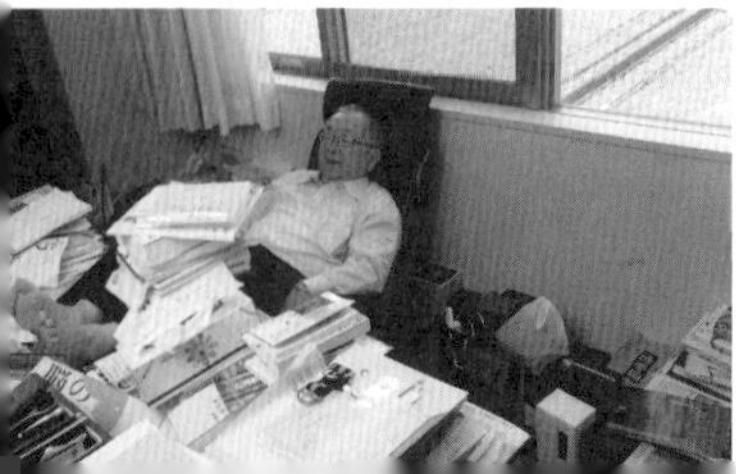

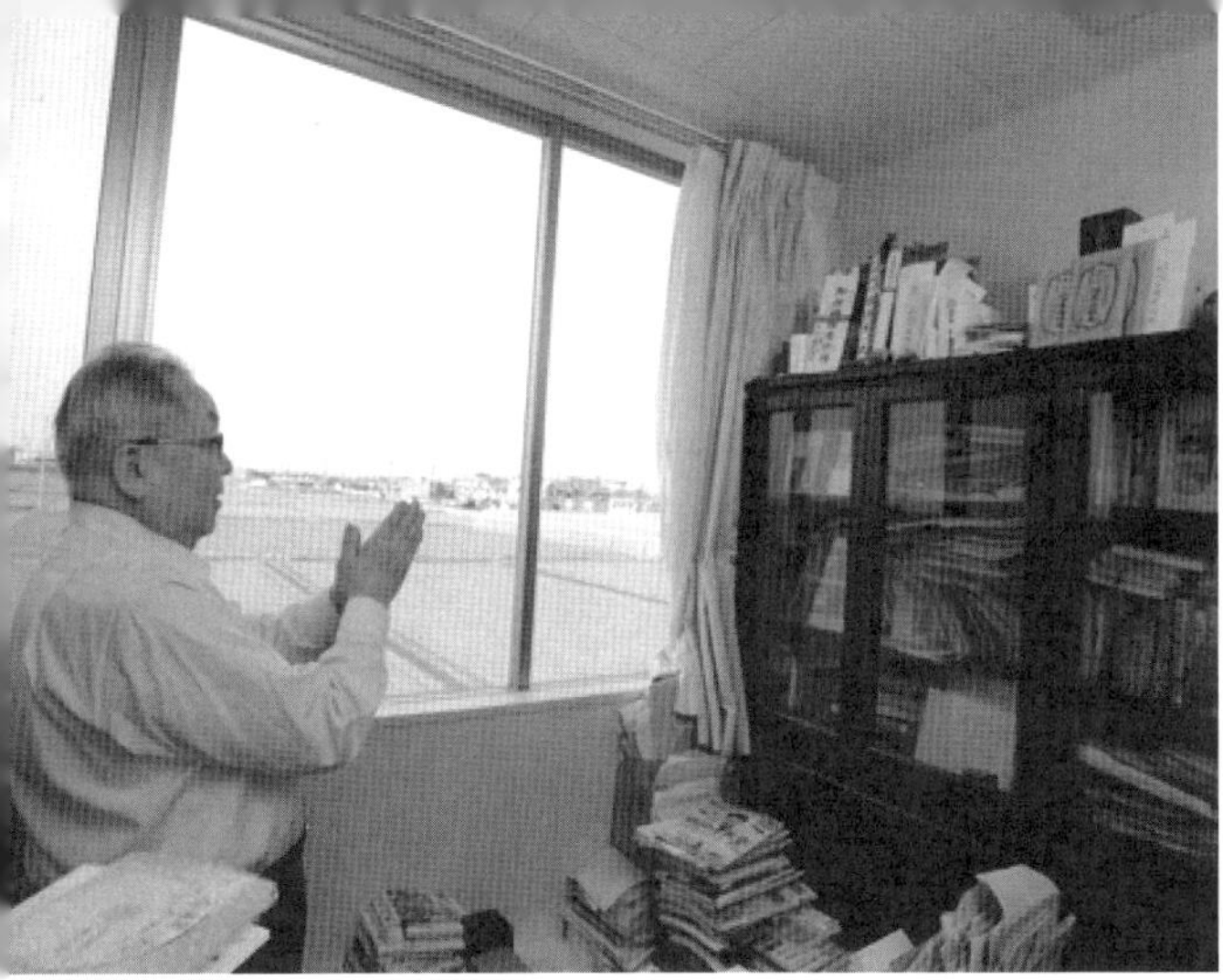

↑神棚に向かって柏手を打つ姿もさまになる帯津先生
→神棚に参拝したら反対側の棚の上の観音様に向かって、延命十句観音経を朗々と誦す

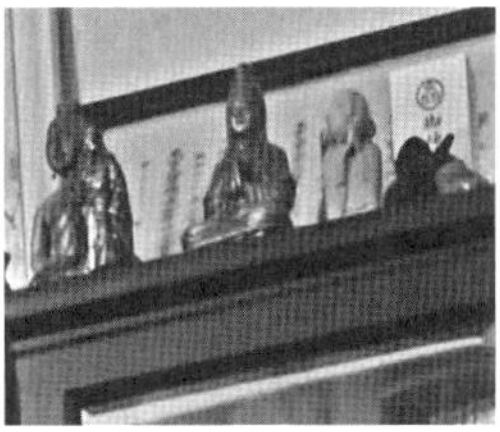

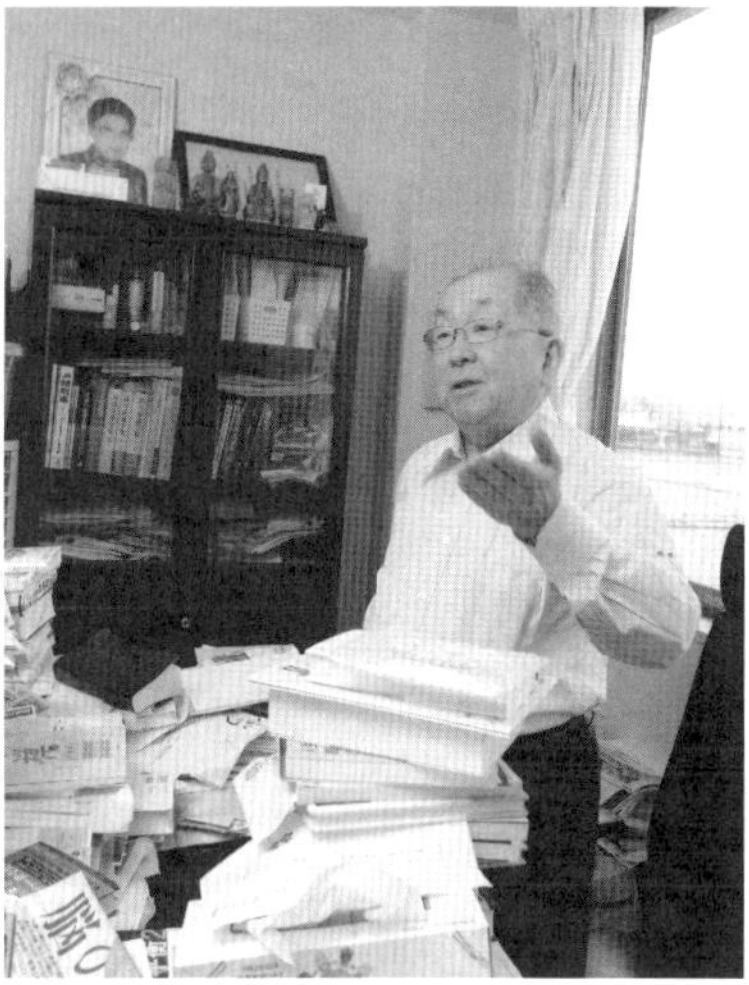

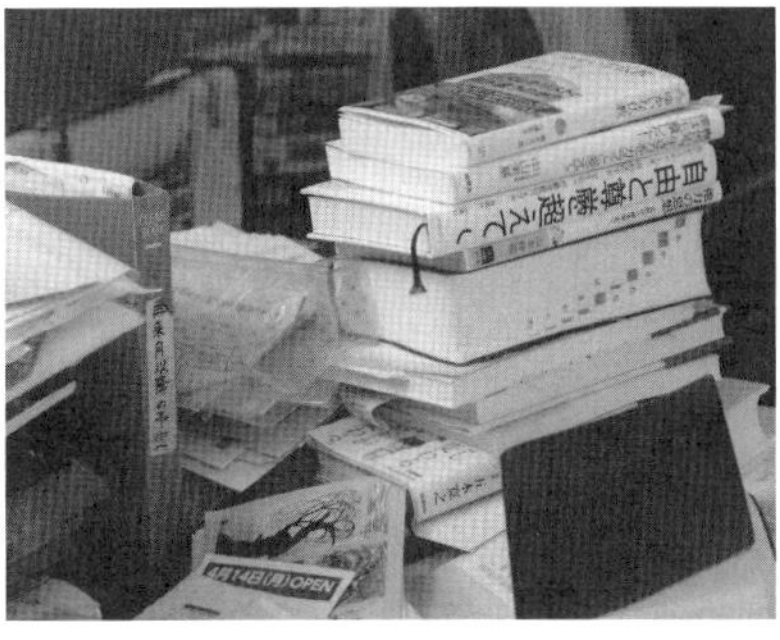

←書物の山？　いえ、スピリットに満ち満ちた、書物の生命場

『道場、そして晩酌タイムへ』

→広い道場の壁面には大きな鏡が。「直心是道場」は、帯津先生の揮毫《きごう》。床は寄木細工で、ピカピカに磨かれている。背筋が伸びる場
↓道場の一角にも神棚が

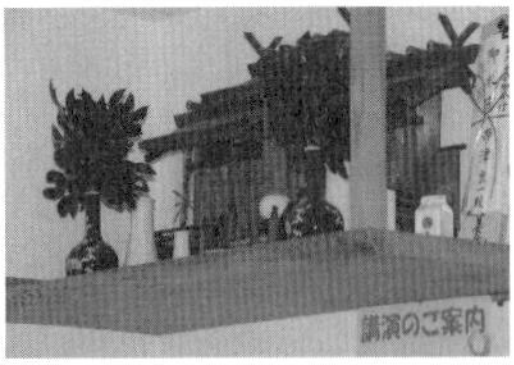

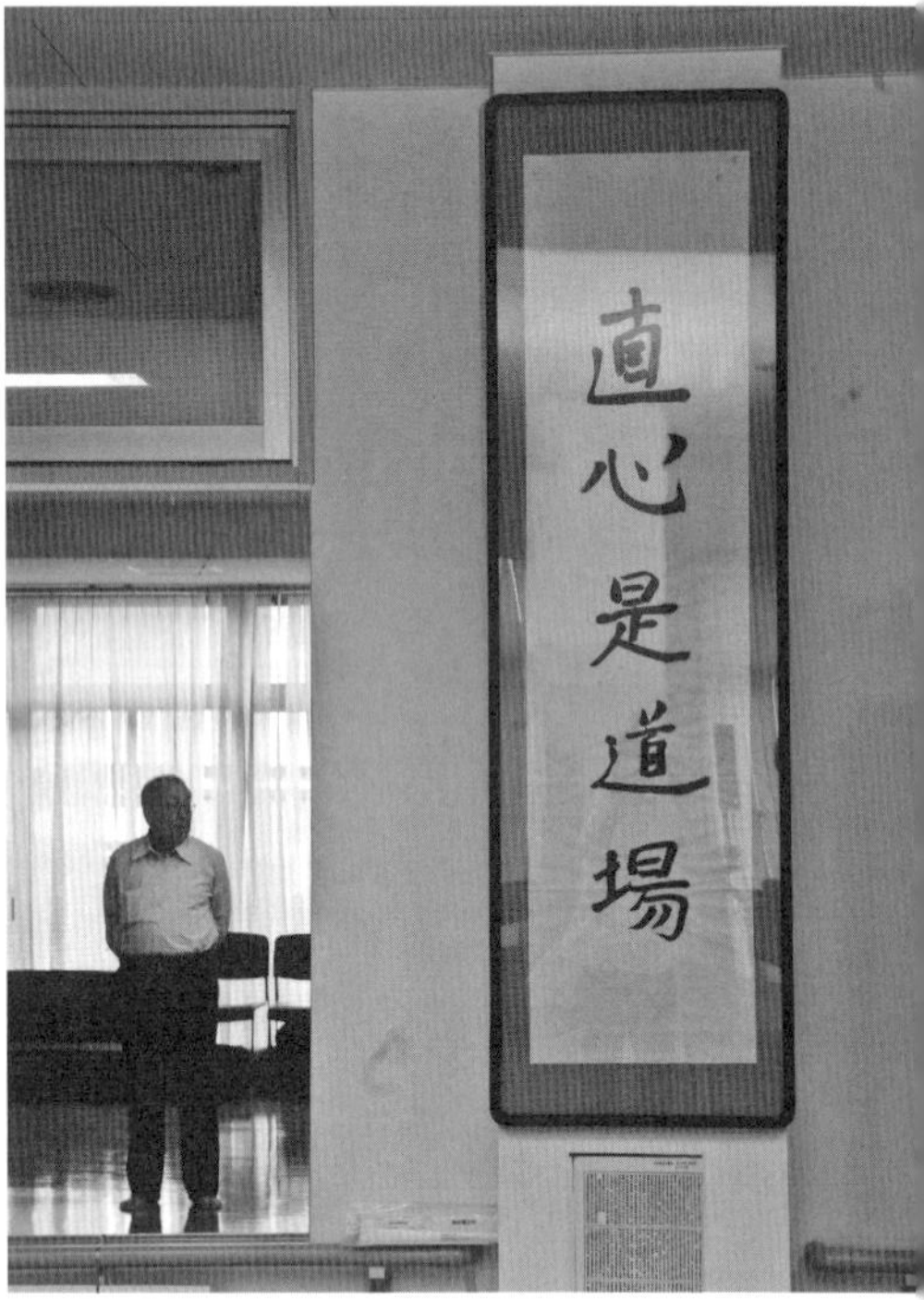

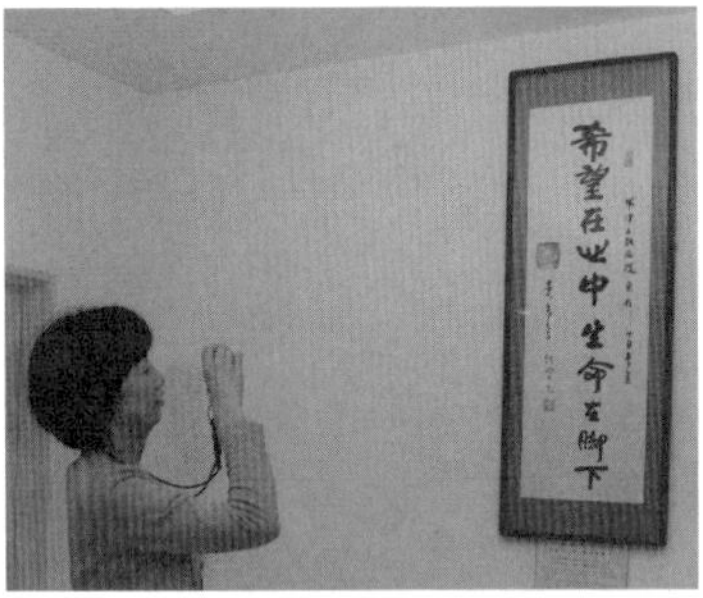

↖蘇州、寒山寺住職の墨蹟「希望在心中　生命在脚下」
←「三學修養会」の扁額から、一生学び続けるようにと激励が
↓診察室にて。病院内はどこも明るくて空気の流れが滞っていない。「断捨離的に、とてもいい『場』ですね」とやましたさん

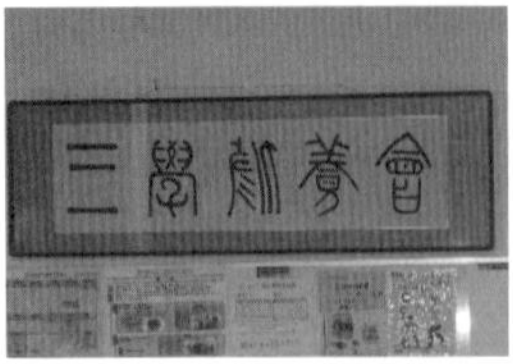

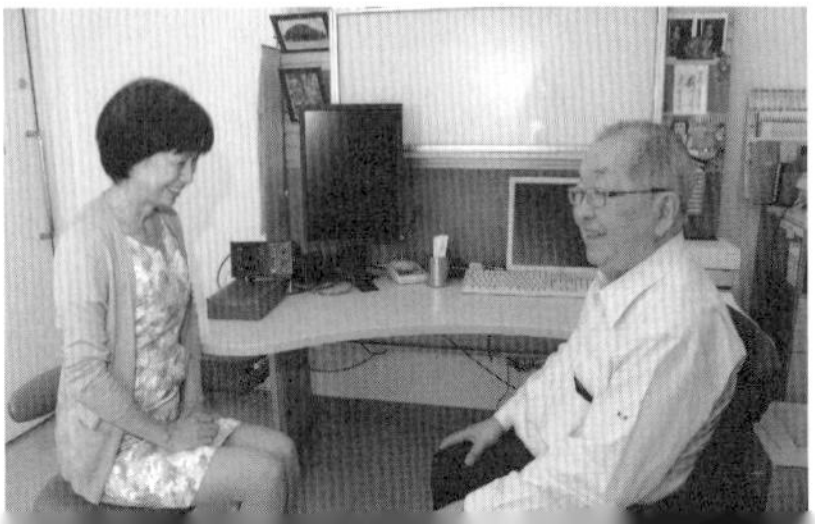

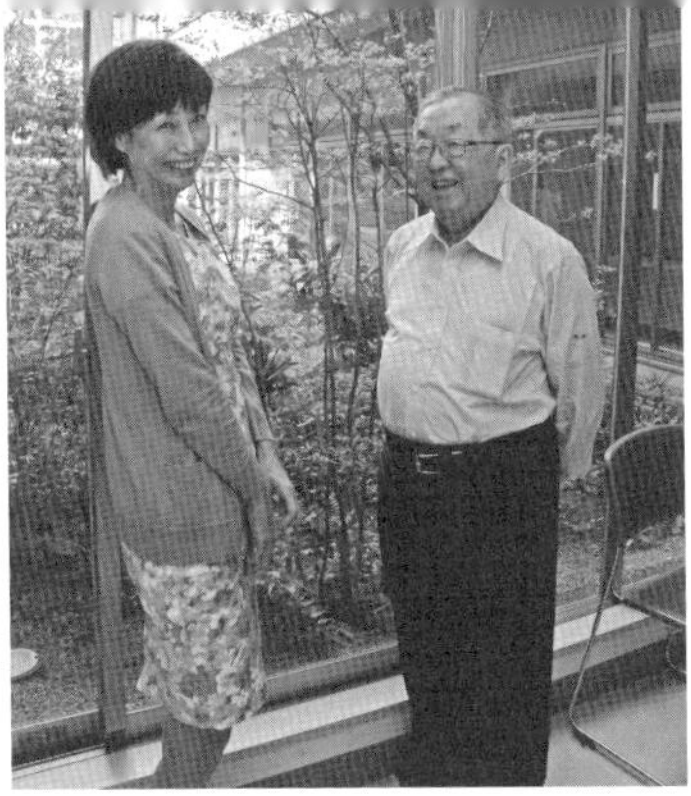

←中庭の、里山のような植栽が、訪れる人のこころを癒す。「こういう呼吸空間があると、本当に気持ちがいいです」とやましたさん

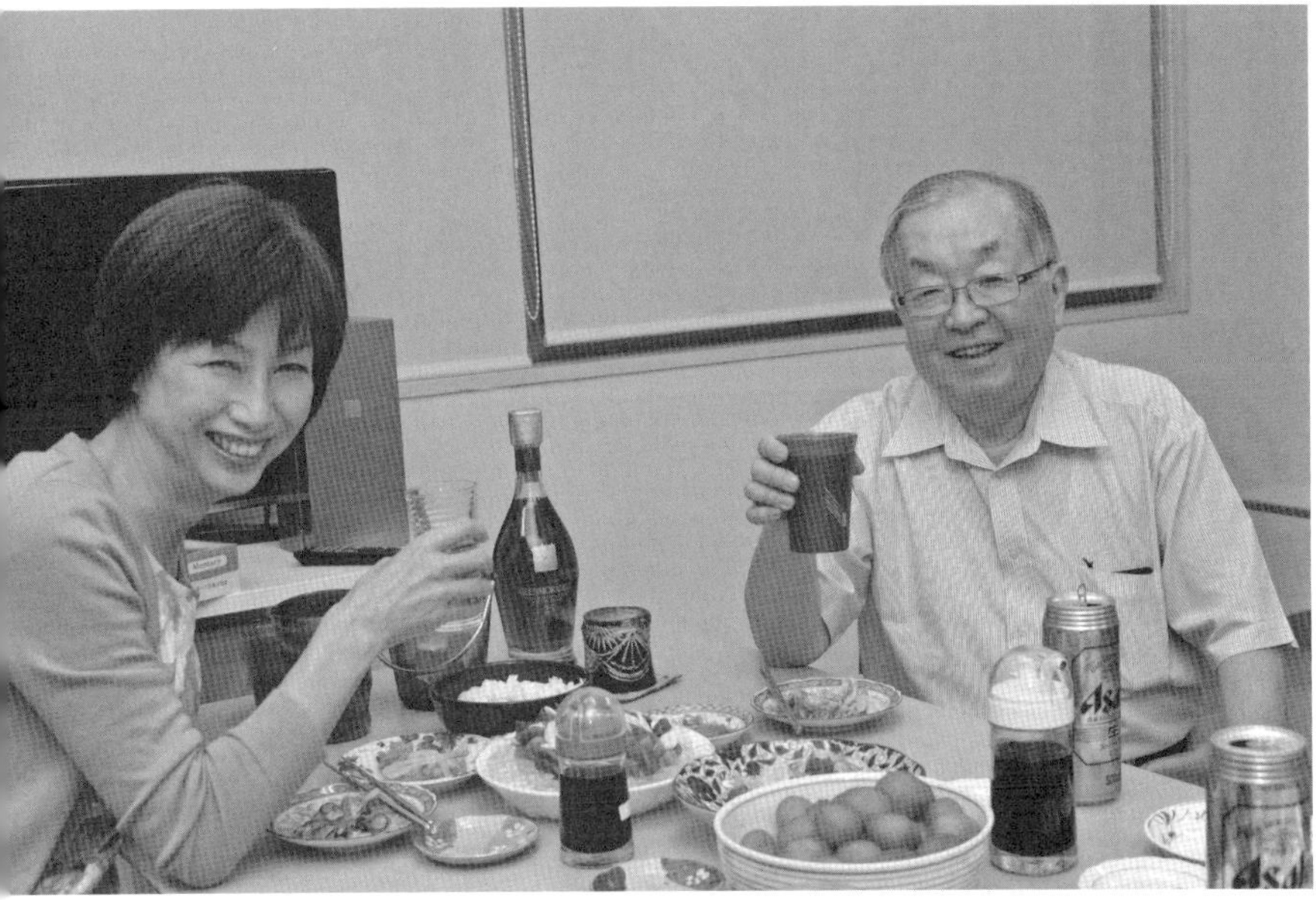

↑帯津先生の最高のリラックス場、職員用食堂。今日もお疲れ様でした！
→帯津先生の大好物、湯豆腐は、たれも一緒にお湯の中で温めるのが秘訣。「豆腐の大豆サポニンは特に中高年男性には絶対いいですよ」（帯津）

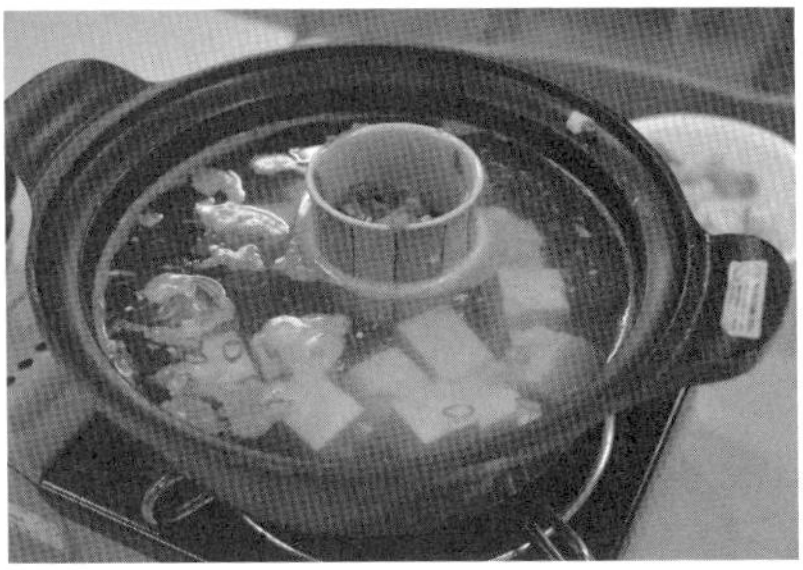

早朝の道場で太極拳〜夜の晩酌まで

帯津　私はね、いつでも裸足なの。冬でも裸足。患者さんも驚くんだよね。だけど、子どものときからそうだから、何てことはないの。漢方でいうところの熱証。要するに暑がりなんですよ。

やました　ああ、それにしても、足が乗るこの「間」が、先生のいのちにとってすごく大切なんでしょうね。いくらスピリットであふれていても、まったく隙間がない空間だと、やっぱりおかしなことになると思う。この「間」が先生にとってちょうどいい「間」なのだろうと思います。

帯津　足の分だけ空いているから、「足間」ね（笑）。

やました　あはは、「足間」ですか。いいですね（笑）。

帯津　この机は結構大きいんですけど、本がいっぱいだし、酒も載っているし、患者さんからいただいたお菓子や歯ブラシなんかもあったりしてね。歯ブラシはね、「これとてもいいから使ってみて」といって、ある人がくれたの。

やました　歯ブラシですか（笑）。先生のお部屋はいのちだけでなく、みなさんの愛もあふれているのですね。奥の別室にベッドがありますが、ここで本格的にお休みになることもあるんですか？

帯津　いや、そのベッドで寝るより、机の上に足を乗せて寝ているほうが多いですね。朝もね、ちょっと仕事の手がすいたら、ぱっとここで寝るんです。30分くらい寝ていることもあります。

やました　ええっ、30分も！　そんな姿勢で30分も寝ていたら、腰が痛くなりそうですけど、大丈夫ですか。

帯津　全然問題ないですよ。腰が痛いどころかすごくラクです。いつまでも続けられます。こうやってね、昼寝しているの。

やました　机に足を乗せている先生、本当に幸せそう（笑）。

帯津　いや、幸せなんですよ、こうやっているときがね。

やました　なんだか私も足を乗せてみたくなってきた。せっかくだから、先生の真似をして机に足を乗せてみたいな。いいですか、先生？

帯津　いいけど、スカートで大丈夫？　編集会議で許可が出ないんじゃない。こういうのはまずいって（笑）。

やました　こんな体験は一生に一度きりでしょうから、叱られても本望です。うわあ、本当に気持ちがいい。イスの座り心地も満点ですね。確かによく眠れそうな気がします。

帯津　そうでしょ。すごく快適なの。
やました　いま、イスに座りながら、ふと目がいってしまったのですが、お酒は高そうなのがいろいろありますね。
帯津　酒はね、買ったことがない。全部いただきものです。人にあげてしまうこともよくあるんです。いいやつは自分で飲むんだけどね、ここだけの話。
やました　あはは。そんな先生が大好きです。もちろん、ここだけの話にしておきますよ。口止め料は高いですけど（笑）。
帯津　じゃあ、あとで旨い酒をご馳走しましょう。
やました　わあ、何よりうれしいです！　イスを後ろにぐるりと回すと、窓の景色が、またきれいですね。
帯津　いいでしょ。田んぼがずっと広がっていてね。高い建物がそんなにないから、ずっと遠くまで見渡せるの。田植えが始まる時期は水を張ってね。夕日は提灯みたいだし、夜が更けると田毎《たごと》の月になる。
やました　田毎の月ですか。ロマンチックですね。窓の外の景色までスピリットに満ち満ちているなんてすごい。夜明けの朝日もきれいでしょうね。
帯津　うん。だけど、私が病院に到着する頃はまだ真っ暗でね、観音様に向かって「延命十句観音経」を唱えたら、すぐに前日に届いた手紙の束を持って向かいの応接室へ行ってしまうから、明け方の景色を見ることはあまりないな。

やました　手紙の束というのは？

帯津　毎日ね、全国からホメオパシーのレメディ（※1）を処方してほしいという手紙が届くんです。それを職員がまとめて机の上に載せておいてくれて、その手紙を1つ1つ読みながら、患者さんの症状に応じてレメディを決めていくんです。これが2時間くらいかかりますね。

やました　先生がホメオパシーの処方を返信なさるのですか？

帯津　私が処方を書いて、担当の看護師がレメディをビンに詰めて送るんです。

やました　それで朝早くから出勤されているのですね。

帯津　うん。レメディを処方してほしいという人が増えるにつれて、私の出勤時間もどんどん早くなったの（笑）。日中は忙しくて処方箋を書けないからね。朝がちょうどいいんです。それでね、5時半になったら、道場へ行って1人で太極拳をやる。

やました　患者さんと一緒にやる前に、お1人でも太極拳をやっていらっしゃるのですね。

帯津　ええ。道場へ一緒に行ってみますか？

やました　はい、ぜひお願いします。

帯津　ここは2階ですが、道場は1階なので、階段を使っていつも上り下りしているんです。やましたさんも階段でいいですか？

やました　大丈夫です。先生、足が速いですね。そういえば、空手着には着替えないのですか？

帯津　朝1人でやる太極拳のときは、いつも普段着でやっています。ここが道場です。

やました　うわあ、広くて明るくてきれいですね。大きな鏡が壁一面にある。

帯津　お掃除の人がよくやってくれるんですよ。

やました　道場にはいろいろな書が飾られていますね。

帯津　うん。「希望はこころの中にあり、いのちは脚下にあり」という書は、中国・蘇州にある臨済宗の寺、寒山寺の和尚に書いてもらったんです。1万円出せば、誰でも書いてもらえるんですけどね（笑）。郭林《かくりん》気功は歩く気功だから、「いのちは脚下にあり」というわけです。

やました　「直《じき》心《しん》是《これ》道場」というのは？

帯津　これは維摩《ゆいま》経というお経の中にある言葉で、まっすぐなこころがあれば、いたるところが道場だよ、という意味です。うちの道場にはリハビリの器具なども置いてあって、気功の指導者の中にはこうしたものを置くことを好まない人もいるのだけど、そうじゃないんだ、まっすぐなこころがあればどこでも道場だよ、という思いで、私がこの言葉を書いたの。

やました　先生の字ですか、ステキ。奥の壁に掲げてある「三學修養会」というのは？

帯津　それは最初に作った気功の会の名前で、中国の人が書いてくれました。三学というのは、江戸時代後期の儒学者・佐藤一斎《いっさい》の「三学戒」に由来します。「少《しょう》にして学べば、則ち壮にして為すことあり　壮にして学べば、則ち老いて衰えず　老いて学べば、則ち死して朽ちず」というやつですね。簡単にいうと、一生学びなさいということ。

やました　死して朽ちずというのは？

帯津　からだが朽ちない。すごいんだよ。

やました　聖人はからだが腐らなくてミイラになるって聞いたことがありますけど（笑）。

帯津　朝の太極拳を終えたら、応接室へ戻って、またレメディを決める作業を続けます。そのあと7時半になると、また道場へ来て、今度は患者さんたちと一緒に気功をします。それが8時頃に終わったら、職員用の食堂へ行ってコーヒーと昆布茶を飲む。これが私の朝食です。そして、だいたい8時15分くらいから、日常の診療をスタートします。外来の日は診察室へ行き、外来じゃない日は病棟回診をします。

やました　先生は、確か白衣を着用なさらないのですよね。

帯津　白衣は着ないです。普段着のまま診療して、午前中の外来が終わったら、あとは昼休みに軽い昼食をとって午後の診療を始めます。夕方の道場でのスケジュールは曜日によって異なりますが、月曜日は5時15分から45分まで丹田呼吸法を、火曜日は4時半から養生塾を、金曜日は「時空」という、私が考案した気功を患者さんと一緒に行ないます。このときは空手着に着替えます。

やました　火曜日の養生塾というのは、どのようなものなのでしょう。

帯津　まずは太極拳をやって、私が健康に関するお話をして、そのあと全員で「時空」をやります。

やました　道場のスケジュール表を拝見しましたら、帯津先生以外の方が指導されることもあるのですね？

帯津　はい。私以外の指導者も7〜8人いて、道場では月曜日から土曜日まで毎日さまざまな気功を行なっています。患者さんは毎日参加してもいいですし、自分のやりたいときだけ参加してもいい。退院したあとも通って来られる方もいます。

やました　1階の待合室の奥にある中庭もいいですね。病院って閉鎖された空間のようなイメージですけど、ここは待合室も広々としているし、中庭があることでちょうどいい呼吸空間になっているように感じました。

帯津　中庭はね、季節ごとにいろんな花が咲くの。環境がいいせいか、毎年ハトが卵を産んでいるらしいんです。それとね、中庭の斜向《はす》向かいにある自動販売機でゼリー状の夏みかんジュースを売っていて、それがすごくおいしいの。いま気に入って飲んでいるんですけどね。やましたさんにもご馳走しましょう。

やました　ありがとうございます（笑）。

帯津　夕方の気功が終わったら、いったん部屋へ戻って、そのあと6時半から職員用の食堂で晩酌しながら夕食をとります。先ほどお話ししたように、私にとって本当にリラックスできる居心地のいい「場」です。今日も管理栄養士さんがいつものように、私の好物を用意しておいてくれます。とびきり旨い酒を部屋から持っていきますので、あとで一緒に飲みましょう。

やました　嬉しい！　じつは私、帯津先生の笑顔があまりにもステキなので、「ごきげん大明神」と勝手に呼ばせていただいているのですが、今回、病院の中をあちこち見せていただいているうちに、先生の温かい笑顔の秘密がわかったような気がします。いい「場」に身を置き、また身を置いた「場」を自ら努力してよくしていって、一緒にいる人の「場」をよくするようにサポートする。そういうことを心がけて生きていると、結局、自分に返ってきて、自分も元気になる。ステキな笑顔になる。まさに実感しました！

コラム――「延命十句観音経」

帯津良一

延命十句観音経は、江戸時代の禅僧・白隠《はくいん》禅師が一般に広めたお経で、信心をもって唱えると、どのような病、どのような苦悩にもご利益があるといわれています。この延命十句を唱えながら丹田（※2）を意識していくと、丹田が破裂し、玉楼《ぎょくろう》が崩れて氷盤を砕くような境界が出現し、宇宙万物の根本である三千世界と一緒になる、と白隠禅師は説いています。つまり、虚空と一体になるというわけですね。

だから、私は毎朝、病院へ到着すると、すぐにこのお経を唱えることを日課としています。左に表記するように非常に短いお経で、ゆっくり唱えても1～2分で終わります。これがまたちょうどよく、とても気に入っています。

白隠禅師によれば、「効果があるとかないとかいうことは捨て去って、お経になりきる。そのためには丹田で読むのがよい」とのこと。丹田で読むというのは、81ページで鎌田茂雄先生の言葉として紹介したように、腹の底から声を出して読むことを指します。「そうすれば長寿疑いなし」だと、白隠禅師はいっています。

事実、白隠禅師は83歳まで生きました。当時としてはかなりの長寿です。このお経の効果を身をもって証明されたわけですね。

鎌田先生によると、読むときには音程があるようなのですが、私はあくまで自己流で唱えています。

《経文》カッコ内は帯津節

観世音　南無佛（かんぜーおん　なーむーぶつ）

与佛有因　与佛有縁（よーぶつ　うーいん　よーぶつ　うーえん）

佛法僧縁　常楽我浄（ぶっぽう　そうえん　じょうらく　がーじょう）

朝念観世音　暮念観世音（ちょうーねん　かんぜーおん　ぼーねん　かんぜーおん）

念念従心起　念念不離心（ねんねんじゅうしんきー　ねんねんふりーしーん）

《口語訳》『心の掃除で病気は治る』帯津良一・文芸文庫より

観世音菩薩（世間の声を照らし出し救済する仏）に帰依します。

われわれにも仏と同じ因果の法則があり、また縁でつながっています。

仏と法の縁によって、私たちは常に心を清らかにし、楽しく過ごせます。

朝にも夕べにも観世音菩薩を念じます。

この念は仏心から起こり、また仏心を離れません。

※1　ホメオパシーは、約200年前にドイツの医師が体系化した医療で、ヨーロッパでは日本における漢方のような位置づけにある。医師が処方するホメオパシー薬（レメディ）がからだの自然治癒力に働きかけ、健康な状態に回復させる作用があるとされる。レメディは現在約3000種以上あり、約65％が植物から、そのほかは動物や鉱物からの原料を非常に高い希釈率で薄めてつくられる。
参考／日本ホメオパシー医学会サイト　http://www.jpsh.jp

※2　中国医学で生命の源が宿る場所とされている部位。人体に3ヵ所存在するが、一般に丹田といった場合、おへその10センチくらい下にある「下丹田」を指す。

第3章

老いのときめき、病にあっての尊厳

「それなりの葛藤はありましたが（笑）、
いまは60代の階段を
どんなふうに上がっていこうかと
考えています」

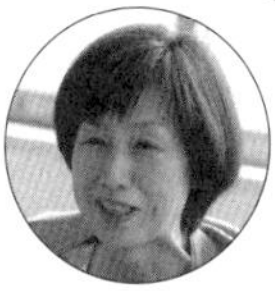
やました

「いのちを含めた本当の意味での
ホリスティックな色気が
出てきますよ」

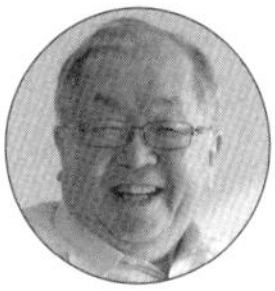
帯津

60歳は「おめでとう」、70歳も「悪くない」

やました　肉体には「生老病死」ということがつねに付いてまわります。健康なときはたいてい生活のことしか頭になくて、「老」「病」「死」については目を背けているところがあります。その3つはネガティブなイメージが強いからですね。でも、そういうところもいろんな形で俯瞰して、もうちょっと違う見方ができるといいなと思うんです。たとえば、「老い」というと、衰え、病気、介護、寝たきりといったイメージが浮かびます。そんなイメージを断捨離しよう、と私はいいたいんです。年をとることは避けられない。だけど、それをネガティブにとらえるのではなく、年をとることはこんなに愉しいんだよ、面白いんだよ、という方向に焦点を合わせるようになりたいじゃないですか。

帯津　私もそう思いますね。

やました　そこで60代、70代という、人生の1つの節目を迎えたときの受け止め方、過ごし方について、先生のお考えをぜひうかがいたいと思うんです。

帯津　60歳になったという話を聞くと、私はいつも「おめでとう」というの。この先10年はすごくいいよとね。なぜかというとね、私自身、60代がとてもよかった。体力は十分にあったし、酒も旨くて、いい酒飲み仲間もたくさんいて、そして何より女にモテた。

若い頃よりずっとモテた。そんなことで、50代、40代より充実していたわけです。だから、私は60代がいちばんいいと思う。大いに10年羽ばたいてくれというんです。

やました　私も気づいたらこの年になっていて、体力が変わらないというのはわかるんです。思慮分別もそれなりについてきたのを感じます。死というものを受け入れる意識も少しずつ増していきます。ただ、モテるというところが違う。素敵なおじいちゃんはモテるでしょうが、おばあちゃんはモテるかなと思うんですよ。

帯津　おばあちゃんもステキな人はいますよ。

やました　そうしたケースもあるかと思いますが、私は正直いって一抹の寂しさを感じています。50代の頃は本当に愉しかった。でも、60代になるときは、さすがに抵抗がありました。誕生日のお祝いをしてもらっても素直に喜べなかった。実際には、昨日まで50代で、夜が明けたら60代になっているという、ただそれだけのことなんだけど、そこにも思考の縛りがあって、「50代はこう、60代はこう」と刷り込まれた蓄積があって、そことのすり合わせをするのに、ひと通りの葛藤があった。いかにそこと向き合うかということは、60代になる直前くらいから意識していたと思うんですね。自分が持っていたネガティブなものも引き受けて、見ないようにするんじゃなくて、じゃあ、どうするというスイッチを入れ替えるまでに、私はやはりある程度の時間がかかった。階段の踊り場で足踏みした感じでしたが、いまは60代の階段をどんなふうに上がっていこうかという気になっていますね。

帯津　60代のよさに気づくのは、まだこれからですよ。60代の女の色気もいいよ。年齢を重ねるごとに色気って違うんだよね。肌がキレイだとか、肉感的だとか、そういう肉体的な部分を超えて、こころ、いのちを含めた本当の意味でのホリスティックな色気というのかな。そういうのがありますよ。

やました　いいですねえ。ホリスティックな人格向上の色気。ちょっと色っぽい感じはしないですけど（笑）。でも、年齢を重ねるごとにそんな色気が出てくるなら、人格を向上させようという気持ちになりますね。

帯津　そう。こころも、いのちも関係したホリスティックな色気。白髪があったって、シワがあったって、だんだん人間的に成長してくると、いのちがあふれ出てくるような色気が自然ににじみ出てきます。

やました　せっかくだからおうかがいしたいのですが、先生はおモテになるとおっしゃったでしょ。そろそろ時効を迎えていらっしゃると思うので、先生ご自身のラブ・アフェアでときめいたお話というのは？

帯津　それは内緒だよね。相手がいることだからね。迷惑をかけるといけない。でも、年

をとると、あまり構えないでいろいろなつき合いができるようになるから、深くいって
しまうときもあるし、浅いままのときもある。港、港に女ありだな（笑）。

やました　私も港にしてもらわないとね。そういう男女間の交流って大切ですよね。エントロピー増大の法則に対抗するには、下手なサプリメントを飲むより、そっちのほうがよほどステキな養生になると思う。もちろん、色気ムンムンとか、そういう話じゃなくて、おおらかな意味での交流ですね。帯津先生のおっしゃる積極的な養生。エントロピーが汚れだとしたら、恋愛は輝いていくのですからね。

帯津　そう。攻めの養生ね。

やました　帯津先生はいま、ホリスティックな色気はどんどん増していくとおっしゃった。そうした他者とのつながりの中で気づかされたり、励まされたりするうちに、60代のよさに気づいていくのかなと思いました。60歳といったって、それはただの社会的な年齢であって、自分のいのちの年齢は前より輝きも増している。そういうことですよね、帯津先生。

帯津　そうです。

やました　そういうお話を聞くと、私もこのあと10年が愉しみになりますよね。

帯津　そしてね、70歳になってみたら、これも悪くない。私は年をとったという感じはあ

まりしないんだけど、70歳になったとき、周りの人たちが私の誕生日の2月17日に病院の近くのホテルで古稀《こき》のお祝いをしてくれたんです。それでも、どうもあんまり年をとった気がしなかった。だからね、老人とはどういうものかをあらためて認識しようと思って、キケロの『老年について』という本を読んでみたんです。

やました　キケロというと、古代ローマ時代の政治家で文筆家だった人ですね。

帯津　そうです。キケロはその本の中で、老人のみじめさとしてよく挙げられるいくつかの項目に対して反駁《はんばく》しているんです。「そんなことはない」と反論している。だから、私も自分なりに反駁してみたの。

やました　いいですねえ。

帯津　たとえば、年をとると体力が衰えると世間ではいわれる、と書いてある。だけど、私は自分の体力が衰えた気がしない。腹囲はいっぱいあるけどね、走れば結構走れるしね。ちょっと前に特急電車に乗り遅れそうになって、改札からずっと走って跨線橋の階段を駆け上って駆け下りてね、電車に飛び乗ったことがあったの。よほど走る姿がおかしかったらしくて、ホームにいた車掌さんがゲラゲラ笑っていたけど、でもね、たいして疲れなかった。だから、体力は大丈夫だと思った。

やました　跨線橋を走って上り下りされるというのはすごいですね。それはまちがいなく体力が十分にありますよ。

帯津　それから、キケロの本では、公職から離れることも、老人のみじめさとして挙げられる、としている。古代ローマの時代だから、仕事といえば公職なんだけど、私の場合は病院があるからね、離れたくても離れられない。だからこれも違う。それと、年をとるといろいろな愉しみが失われるというんです。だけど、私の愉しみは何よりも酒で、酒は全然衰えていない。一緒に飲んでくれる仲間もいるしね。それから、年をとると色事に弱くなるといわれると書いてある。

やました　それは先生、絶対に反駁したいところですね（笑）。

帯津　そうなの。ちなみにキケロはこれについてね、老年の色事は、舞台劇を観るのに最前列じゃなくて一番後ろで見るようなもので、これにはこれの愉しさがある、と書いている。私もそうですね。女性は好きです。だいたいいつもね、いいなあと思う人が何人かいる。意中の人がつねにいて、しかもこころの中で思っているだけだから、何人いてもいいんですよ。失礼じゃない。そういう意味では、若い頃と違って一番後ろで見ている感じかもしれない。だけど、結構愉しいんです。

やました　お酒と女性は、先生のスピリットだから、年齢は関係ないんですよね。

帯津　本当にそう。そのほか、キケロは死に近づいたことも老人のみじめさだ、という見方にも反論している。私も、これは逆だろうと思った。ここまで生きてきたんだから、たとえば30歳の人よりも40年も長く生きている。その分、生きた実績があるわけですよ。だから、死に近づいたことが憂いの原因になるとは思わない。まして、みじめさの原因になるとは思えない。そうやって、キケロの挙げた項目を1つ1つ検証していったら、老人というのは悪くないなと思ったんです。

「凛《りん》として老いる」美しさ

やました　帯津先生から見て、「この人、年をとってもステキな生き方をしているな」と思う方はいらっしゃいますか？

帯津　たくさんいますよ。佐藤初女《はつめ》さんも、まちがいなくその1人ですね。青森県で癒しの施設「森のイスキア」を主宰している女性ね。初女さんは、毎年川越に講演に来てくれるのですが、そのときはいつも懇親会で一緒にお酒を飲むことにしているんです。ところが昨年ね、お会いする直前に、理由もなく急に不安になった。初女さんは90歳を超えられたので、どこかからだを悪くしているのではないかと、ふっと思ったんです。でも、杞憂でした。宴会場に入ってきた初女さんは、顔の色ツヤもよく、歩く姿もさっそうとしていて、一瞬で不安が吹き飛んだ。そのとき、初女さんは凛として老いているなあ、と思ったんですね。そうした人とお会いすると、年をとるのも悪くないと、また思うんです。

やました　凛として老いているって、いいですね。憧れます。そういう人の共通項ってありますか？

帯津　やっぱりね、老いてなお、攻めの養生をやっている。いつも向上心をもって暮らしている。それが顔のツヤと人相、そして歩き方に現われている。読売新聞グループ会長のナベツネ（渡邉恒雄）さんもそうですね。以前に対談させていただいたことがあって、そのとき読売巨人軍が7連敗していたので、これはきっと機嫌が悪いなと思ってびくびくしながら会長の部屋を訪ねたんです。そしたら、とてもきめ細かい配慮の効く人でね、私のことをものすごく大事に扱ってくれたんです。テレビで怒鳴っている印象とは全然違った。でもね、内に秘めているものは、やっぱりすごいですよ。たとえばね、会長室の机の傍に傘立てがあって、そこに木刀が2本と、日本刀のようなものが1本入っていた。これは何をするんですかと聞いたらね、「いや、我々のような仕事をしていると暴漢が入ってくることがある。だから、いつでも来たらこれで叩き斬ってやるんだ」とおっしゃった。これはすごいなと思いましたね。

やました　わぁ（笑）。強気の姿勢はまったく衰え知らずですね。ナベツネさんは確かいま88歳だったと思いますが、年齢なんか超越されているのでしょうね。

帯津　凛として老いる人はほかにもたくさんいて、私は何かこの人たちは、次の世界を予感しているなと思ったんです。直観的な予感というのはおかしいんだけど、いわれもなく予感していると思った。

そしたら、つい最近、本屋で遠藤《えんどう》周《しゅう》作《さく》さんの新刊本を見つけたんです。『毅然《きぜん》として死ねない人よ。それでいいではありませんか。――遠藤周作の人生観』（海竜社）という長いタイトルの本なんですけどね。遠藤周作さんは18年くらい前に亡くなっているから、生前に書かれたものを集めてまとめたものなんです。買って読んだらね、次のようなことが書いてあった。オーストリアの思想家、シュタイナーの言葉を引用しているんだけど、肉体で生きる青年期、心や知性で生きる壮年期に対して、老人は『霊性』で生きる。肉体も知性も衰えた老人だが、しかし次なる世界を感知する感覚だけが鋭くなっていくのだ、とね。

やました　まさに、帯津先生が考えていた「次の世界を予感している」ということと合致しますね。旅立っていく虚空を感知しているということでしょうか。

帯津　そうなんですよ。そして遠藤周作さんはね、本の中でこんなこともいっている。年をとると向こうの世界からのささやきが聞こえてくる、そのささやきに耳を傾けようというのが老いなんじゃないだろうか、と。これを読んで、年をとるのがますます愉しみになってきた。

やました　向こうの世界からのささやきに耳を傾けるって、とても文学的な表現ですね。「老いとは？」って、誰かに問われたとき、そういう言葉がすぐに出る自分でありたいと思いますね。

帯津　白隠禅師は著書の中で、70歳を超えても自分はちっとも年をとっていない。これは呼吸法のおかげだと書いている。目もまだ衰えはなく老眼鏡を忘れていることがあり、歯も悪くない。それから法話の回数も減らないとね。私も目はどうってことない。歯は悪いけど、講演の回数はまったく減らない。こういう状態を続けられればいいなと思っているんですけどね。そのためには、毎日酒を一生懸命に飲んで、愉しく原稿を書いて、ときどき女の人と酒を酌み交わす。そんな毎日を心がけているんです。

やました　私は、若い頃は〝潔い男前〟になることを目指していたんです。それが50代半ばを過ぎた頃から、いやいや男前だけじゃ物足りない。女っぷりも上げなきゃと思って、女性性を学びはじめたんです。30代、40代の女はまだまだで、女性性は50代から学び始めて80歳くらいにやっと語れる、そんな気持ちでいるとおもしろいかなと思っているんです。そして80歳になったとき、いやいや、女性性を語るにはまだ早い、100歳になってからだな、っていおうと決めているんです。最終的に100歳になったら、男前と女っぷりをうまく統合して、性を超越した弥勒菩薩半跏思惟像《みろくぼさつはんかしゆいぞう》になろうかなと思っているのですよ。

帯津　弥勒菩薩ですか、それはいい。

やました　30歳くらいで自分のことをおばさんといっている人がいますが、これは傍で聞いていていて悲しくなります。女性であることイコール若くなければいけないという不幸な観念というか、圧迫ストレスにとらわれているのをすごく感じるんです。片や、帯津先生のいわれる「凛として老いている人」のお話を聞いたりすると、老いというのはすごく艶めいていく感じで魅力がありますね。

帯津　魅力がありますよ。江戸時代の随筆家、神沢杜口《かんざわとこう》も非常に粋《いき》な生き方をしています。彼は文章を書くことを好んで、京都町奉行の目付の職をわりと早く辞してね、『翁草《おきなぐさ》』という全200巻に及ぶ大作を書き上げているんです。その傍ら、とても健脚で知られ、80歳を超えても何里という道を平気で歩いたといいます。そして何より彼が粋なのは、奥さんが亡くなったあと、子どもに頼ることなく、年をとってもずっと1人暮らしを続けて、しかも田舎に引っ込まずに都会の下町のようなところに住んでいた。これですっかり気に入ったんです。

やました　都会での1人暮らしを選ばれたんですね。

帯津　そう。私は前にね、詩人の加島祥造《かじましょうぞう》さんから「帯津先生も、そろそろこっちへ来たらどうだい」といわれたことがあったんです。こっちというのは加島さんが住んでいる長野県伊那谷《いなだに》の天竜川辺りのことです。そのとき私、歩いて居酒屋へ行けないところには住みたくないって答えた。だって、加島さんは夕萓《ゆうすげ》の花が咲くと、3時間くらいじっと見ていたりするというんだから（笑）。そんな生活はしたくない。私にはとても無理ですね。東京の下町に住めば、1人でいても飽きないですよ。神沢杜口みたいにね。

やました　私もじつは昔、山里の古民家でも買って移住しようかなと、一瞬血迷ったことがありました（笑）。だけど冷静に考えたら、農作業のような大変な仕事は自分にはとてもやれそうもないと気づいてやめたんです。私は完全に「神沢・帯津派」ですね。

加齢を「ときめき」ととらえる

やました　神沢杜口のように、文章を書くことも老年を豊かにしますよね。

帯津　ええ。書くことはときめきにつながります。私の場合でいうと、書き出しはあまり愉しくないけど、折り返し地点を越えた辺りから、だんだんときめいてくる。原稿用紙を置いた机に向かうのが嬉しくてしかたなくなってくるんです。締切が近づけば近づくほど嬉しさが増していく。どんなに忙しいときでも、締切を越えたことはほとんどないんです。

やました　それはすごいですね。私も締切は越えたことがないですが、先生は本業を別に持っていらっしゃるのに。

帯津　ある評論家ががんになったときにね、「人生にも締切が設けられたと思った途端にときめいた」といった。自分ががんになったときにそう思えるかどうかはわからないけど、締切というのはそういう不思議な力がありますね。もちろん、作家を生業としていたら、もっと苦しいかもしれない。私はプロじゃないから、逆にいいんだね。それでも、ありがたいことに執筆依頼があとを絶たないんです。これに感謝してね、どんなところからの注文も断らないで引き受けているんです。山田師長にいつも怒られるんですけどね。「忙しい、忙しいっていうくらいなら、たまには断りなさいよ」って（笑）。

やました　オファーを感謝して受けるという、先生の姿勢がまず、ときめきの秘訣でしょうね。嫌々引き受けたのではときめかない。

帯津　そうですね。日曜日に講演の入っていない日は、いつも東京都内のホテルに泊まっていて朝4時に起きるようにしているんです。平日は2時半に起きているから、日曜日も2時半にいったん目が開く。それで「ああ、今日は病院へ行かないでいいんだ」と思いながら、4時頃までとろとろっとして、あとは風呂へ入って、それから原稿を書き出す。そんな日は朝から嬉しくてね。

やました　すごくわかります。私はもともと文章を書くのが苦手で、書くことが自分の仕事になるなんて思ってもいなかったのですが、いまひっきりなしに書いている状況をとても愉しんでいます。書けるという手立てを持てたことと、書くことによって表現できるという2つの意味で、ありがたいと思っているんです。

帯津　貝原益軒《かいばらえきけん》は享年84ですが、80歳を過ぎてから10冊くらい本を書いている。江戸時代の出版事情はわからないけど、いまほど効率性はよくはないはずですよ。それなのに80歳過ぎて10冊というのはすごい。それが彼の生き方の1つになっているんですね。

やました　さきほどの遠藤周作さんのお話のように、年齢を重ねていくと向こうの世界のささやきが聞こえてきたりするのであれば、書ける内容も若い頃と違ってくるような気がしますね。

帯津　人は齢を重ねるほどに、いのちのエネルギーを高めていきます。死ぬまで高め続ける。だから、若い人よりも、年をとった人のほうがいのちのエネルギーに関しては上位のものを持っているわけです。精神的にはいい世界が生まれてくる。そうした意味では、高齢社会は決して悪くない。いのちのエネルギーの高い人が多いわけですからね。

やました　加齢を老いととらえるか、加齢をときめきととらえるか、そこが大きな分かれ道ですね。よりおもしろいところにいけそうだと思うだけでも違いますね。先生のお話を聞いていると、老人イコール介護といったイメージが払拭されますね。

帯津　そうですよ。介護するほうになっても、介護されないようにならないとね。私がいちばん用心するのは脳梗塞です。脳梗塞で半身不随になったり、言語に障害が出たりすると、患者さんを診ることができなくなります。講演もできないし、原稿も書けない。だから、脳梗塞だけは避けたいと思って、血液をさらさらにするサプリメントを10年くらい飲んでいるんです。突然倒れて死ぬのはしようがないとして、老いを愉しんでやろうと思っているんだけどね。

やました　愉しめるんだから、愉しまなければということですよね。愉しめないと思っていることが大きな勘違いですね。日本は「若い」ということに価値を見出す文化なんでしょうか。

帯津　ただね、アンチエイジングはまた別で、私は好きじゃない。人並みに年をとって、その中でいきいきと生きていけばいいわけでね。たとえば、デパートのお好み食堂なんかで、老境に差しかかった女性たちが、やけに着飾って装飾品をいっぱい身につけて大きな声でべらべらしゃべっている。そういうのは感心しないんです。それより、静かに杯を傾けるほうがいいですよね。

やました　大人の女は1人でいてもカッコいいようにしていないとね。

帯津　いくつになっても、色気のある人は立派に色気がある。お化粧とか装飾品とかは関係ない。大事なのは色気なんですよ。

やました　色気ですか、なるほど。先ほどお話にでた青森の佐藤初女さんなどは、やはり色っぽいですか?

帯津　色っぽいですよ。あの飲みっぷりもいいしね。たくさん飲むわけじゃないけど、飲みっぷりがいい。あの人とはいつ知り合ったのか覚えていないんだけど、うちの病院にも何回か来て、おにぎりをつくったりしてくれていたの。とにかく、会って一杯飲むと、なんともいえない、いい気持ちになるんです。

やました　人生の先輩に、見本になる存在を持てるか持てないかというのも、大きな分かれ目になるような気がしますよね。

帯津　大丈夫ですよ、やましたさんなら。

病気というのはこの世の修行の1つ

やました　老いについては、先生のお話をうかがってだいぶイメージが変わりますね。年をとることが愉しみに思えてくる。そこで今度は「病」というものに対して、どう向き合っていったらいいかをうかがいたいのですが。

帯津　病気というのは、困難の1つだと思うんです。この世は修行の「場」だと考えたら、困難はあったほうがいいわけです。ときどき困難があって、乗り越えるたびにパワーをつけていく。病気もその1つで、1回乗り越えても、また次の病気が待っている。乗り越えられるときは乗り越えるし、乗り越えられないときは死ぬことになります。必ずどこかで最期を迎えるわけです。そういうふうにわきまえていればいい。いちばん大事なのは、最期のときに人間の尊厳を保ったまま逝ってもらわないと、その人の人生が台無しになってしまうということです。それをサポートするのが医療であって、治したり、癒したりというのは途中経過だと、私は思っているんです。

やました　最期のときに人間の尊厳を保ったまま逝ってもらう、というお話については、またあとで詳しくうかがいたいと思いますが、そんなふうに思ってくださるお医者さんがいるのなら、病気になる恐れもだいぶやわらぎます。

帯津　だから、医療者はつねに患者さんに対して敬う気持ちを忘れないでね、人間として敬っていくことをやらないといけない。私はいつも、うちの病院の人たちにそういっているんだけど、なかなか徹底できない。いちばん悪いのは医者ですね。医者がいちばんわかってくれない。

やました　患者さんの側も、ワガママなケースが結構あるのではありませんか？

帯津　いや、そんなことはないですよ。人によってみんな違いますからね。医療者はそれに合わせないといけない。

やました　ワガママとはいわなくても、具合が悪いと笑顔もなかなか出ないでしょうし、お医者さんの指示に素直に従わないこともあると思うのですが、そうしたとき先生はどう対応されるのですか？

帯津　それは応じていくしかない。医者の言葉1つで患者さんのいのちのエネルギーを大幅に下げてしまうことが往々にしてあるからです。たとえば、この間60代の男性で次のようなケースがありました。胃がんが見つかって大きな病院で手術をしたのだけど、そのあと再発して、彼は抗がん剤を始めた。一定期間投与して、少し休んで、また一定期間投与するという形でしたが、その合間にうちの病院へ「入院させてほしい」といってやってきた。10日くらい入院して気功をやったり、漢方薬を試したりしたあと、再び主治医のところへ戻って抗がん剤治療を受け、それが終わったらまたうちの病院へ入院する、といったことを繰り返していたんですが、何度目かのときに、すぐに戻ってきた。「どうしたの？」と聞いたら、主治医から「抗がん剤はもう無理だ」といわれたという。「これ以上やってもいいことは1つもないから、帯津先生のところであとは診てもらいなさい」といわれたそうなんです。その人は晩婚でね、お子さんがそのときまだ10歳だった。だから、なんとしてもこの危機を乗り越えたいわけです。

やました　まだ虚空へ飛び立つわけにはいかないいわけですね。

帯津　そうなの。でも、主治医にそこまでいわれたから、気持ちが沈んで人が変わってしまったんだよね。前に来たときは、気功の道場に真っ先に来てやっていたのが、もう気功なんかに見向きもしない。ではどうするかと2人で話していたとき、彼が息も絶え絶えに、ある特殊な治療薬を試してみたいといってきた。それを聞いてね、私も試してみる価値があると思ったので、そう伝えたら、さっそく彼はそれを飲み始めて、ずいぶん明るくなってきた。結局、そのあと、私が留守にしているときに亡くなったんですが、どのような状況にあっても、患者さんから希望を全部奪い去ってはだめなのね。必ず1つ残しておく。それがどこまで改善をもたらすかはわからない。彼のようにかなり厳しい状況の人は亡くなってしまうこともあります。だけど、希望を持てばいけるかもしれない、そう患者さんが最後まで思い続けられるような状況をつくってあげることが、本来の医療であり、医療者の役割なんです。

やました　主治医の「もう無理」という宣告がいかに残酷かということですね。

帯津　そうなの。それはやってはいけないんです。西洋医学の陣営の中ではやることはもうないのかもしれない。でも、代替療法に目を向ければごまんとあるわけです。どれも西洋医学のようなエビデンスはないけど、1歩前進くらいのことはいくらでもできる。逆転満塁ホームランは無理だけど、イチローのように1塁まで行くのを狙えばいいわけです。そうすると、サプリメントだけでも使えるものは山のようにある。

やました　選択肢があるのに、それが十分に活用されていない現状は悲しいですね。

帯津　ええ。私の手元にあるサプリメントのサンプルを「これはタダだから飲んでみなさい」といって渡すと、それだけでも患者さんの顔が明るくなる。どんなに厳しい状況の患者さんでも、笑顔が出て元気になったりするんです。

人間の尊厳を保ったままサポートするのが医療

やました　世の中には、生きているだけで儲けものとか、生きているだけで素晴らしいと簡単にいう人があります。でも、私は22歳のときにヨガと出会って、いのちというもののに対するイメージが大きく変わりました。それまでいのちというのは、動物的ないのちのイメージしかなかったんだけど、それだけではなくて、社会と関わるいのちと、あと精神性と関わるいのちと、その3つが相互に補完しあって本当のいのちというのかな、と気づいたのです。動物的ないのちをみるだけでは、ちょっと足りないんじゃないかなと考えるようになったんですね。

帯津　3つのいのちですか。

やました　はい。たとえば、圧倒的な自然災害に見舞われて、家屋や財産などすべてを失ったようなとき、最初はいのちが助かったことをとにかく喜んでいた人たちが、その後、生活再建のための厳しい現実と向き合う中で、せっかく助かったいのちを自ら断つ人がいる。そうした事実を目の当たりにすると、やはり社会と関わってこそ、生きるエネルギーが補給できるのかなというのを強く感じました。社会的ないのちが欠落していると、生きるって大変なんだなと思ったんですね。一方で、何もかも失った状況にありながら、夕日の美しさに感動している人もいる。そんな姿を見たら、精神的ないのちも非常に大事だと気づいた。だから、動物的ないのちだけを手当てしても足りないんだと強く思ったんです。

帯津　なるほど。そういう意味での3つのいのちですね。

やました　はい。それで先ほど帯津先生が、「患者さんが最期を迎えられるときに、人間の尊厳を保ったまま最期を迎えられるようにサポートするのが医療なんだ」とおっしゃったのを聞いて、「ああ、そうか」と合点がいった。医療は3つのいのちを全部ケアしてこそ医療なんですね。

帯津　そう。本来、医療というのはそういうものなの。それが20世紀にね、西洋医学が一気に進歩したものだから、人々の間に錯覚が起こって、進歩した医学そのものが医療だと思ってしまった。医療イコール医学という錯覚が生まれた。医療の真ん中に医学が居座ったから、本来のぬくもりのある医療的なところはなくなってしまったんですね。それで殺伐としてきた。

やました　そうか。医療と医学が混同されてしまっているのですね。

帯津　そうです。医療と医学はもともと違うものなんです。医学はあくまで後方にあって、最前線の医療が必要とするものを備蓄し、すみやかに供給・輸送する脇役なんです。戦時下でいえば兵站《へいたん》、現代の言葉でいうとロジスティクス（物資を必要なところへ運ぶ拠点）ですね。その医学が医療の真ん中に出てきたためにおかしなことになっている。本来の医療は、つねに「治し」と「癒し」が両方とも要素として含まれていて、それが医療に対して温もりを与え、その温もりがまた、今度は患者さんのこころを癒し、いのちを癒していくという、そういうものなんです。だから、医療と医学をきちんと分けて、おのおのの役割を、その通りに発揮することが大事なんですね。

やました　階層でいうなら、階層エラーが起きてしまったということですね。

帯津　ええ。

やました　階層エラーが起きてしまう根本的なまちがいというのは、それだけ医学が魅力的だということですか？

帯津　歴史的に医療というものが、きちんと独立して考えられてこなかったということでしょう。フランスの哲学者ミッシェル・フーコーがね、『臨床医学の誕生』という本を書いていて、ものすごく大作なので私も全部読んだわけではないんだけど、その中で、医療にサイエンスが持ち込まれたのが失敗だった、と書いているんです。いいことをいうなあと思ってね。

やました　ああ、わかりやすいですね。

帯津　そうでしょ。だから、医療というのは科学ではない。科学は医学であって、医療はもっと人間がなまなましく生きていくそのままの「場」なんですよね。そこのところで人が治ったり、癒されたりしていく。そういう「場」なので、科学的なことを持ち込んで、エビデンス、エビデンスといっているのがおかしい。だいたい人間は、普段は右脳と左脳、すなわちエビデンスと直観をうまく組み合わせて生きているのに、病気になった途端に急にエビデンス、エビデンスという。10年くらい前、あるテレビ番組で100人の西洋医学の医者に「自然治癒力はあると思いますか、ないと思いますか？」というアンケート調査を行なっていた。その結果、100人全員が「あると思う」と回答したんです。外科医からすると、それは当たり前なんです。外科なんか、患者さんの自然治癒力に頼りっぱなしですからね。

やました　傷口が元に戻っていくのなんかまさにそうですね。

帯津　そう。だから、100人全員が自然治癒力を認めているのは当然なんだけど、驚くのはね、その認めている人たちが現場で自然治癒力というものを全然取り上げていない。なんでもエビデンスで、治す手段だけに終始して、患者さんたちを温かく癒してあげようという気がまったくないんです。悲劇というしかない。これからは変わってくるだろうとは思うんですけどね。

やました　自然治癒力があるとわかっていながら、現場になるとエビデンス一本槍になってしまうのはなぜなのでしょう。

帯津　やはり自然治癒力を重視した全人的医療を行なうとなると、骨が折れるんです。パパッと手術したり、薬を処方したりして済ませているほうがラクですよね。でも、それではは医療にならない。あくまでも医学の範疇《はんちゅう》から抜け出ていないんですね。

やました 難しい問題ですよね。

帯津 医学部の教育の中で、人間形成というものにもう少し力を入れてほしいんだけど、いま国家試験が難しくなっているからね。これに合格させないことには話にならない。だから、どうしても学校教育、医学教育というのが、知識の詰め込みになっていくんですね。求められる知識の量もね、私たちが学生の頃とはまったく違う。医学が進歩している分、覚えなければいけないことが膨大に増えた。私たちの頃は国家試験なんて眼中になかったですよ。あんなものは受かるものだと思っていた。ところが、いまはものすごく難しい。

やました そんなに大変なものなのですね。

帯津 ちょっと見せてもらったらね、あれに受かるためにはやっぱり相当知識を詰め込まないといけない。そういう意味では、いまの医学生は気の毒だと思うんですよ。だから、国家試験をする側の人間もね、知識だけで評価するのではなく、人間まるごとで評価していくような体制をつくっていかないといけないと思う。

やました 国家試験に通った優秀な方たちを1年くらい医療現場とは別の場で、全人的な修行をするようなシステムがあってもいいかもしれませんね。

帯津　そうですね。そういうのをみんなで真面目に考えていく必要がありますね。以前、うちの病院の近くにある医大から、非常勤講師として講義することを頼まれたことがあるんです。最初は、私の外科の知識では、いまの学生を教えても仕方がないと思って断ったんですが、依頼してきた教授がね、「外科の講義じゃなくてもいいからやってくれよ」というわけ。私がよくいっている「求められる医療者像ってことでやってくればいい」というから引き受けたんだけど、学生さんたちはちゃんと聞いてくれないんだよね。みんなぼーっとしてね。これは国家試験に関係ないからって。それで1年くらいでやめたんです。

やました　お医者さん自体が、全部のいのちを診ているんじゃなくて、病気に焦点を絞ってしまっているのですね。

帯津　そうなんです。専門化が進んでいるでしょ。だから、なかなか患者さんに関心がいかない。それではいけないということでホリスティック医療、全人的医療といわれるようになったわけですが、まだまだですね。

やました　ある意味、これも関係性の問題で、お医者さんと患者さんの間にある「間」の問題ですね。

帯津　そのとおり。それが大事なんです。

やました　立場を変えて、自分が患者側にまわったときに、お医者さん自身がどう扱われたいかを考えればすぐにわかるはずです。想像力の欠如ですね。

帯津　そうなんです。それが難しいですね。医療者すべてに、もう20年くらいいっているんです。相手を敬うことが大切なんだと、人を見たら敬えといっている。だけど、これができていないんです。

死生観のない医者に診てもらうのは怖い

やました　医療を受ける立場のほうも、思考停止しているところがあるように思いますね。私はセミナーの受講者によく質問するんです。もし自分が病院に入ったときに、「病気を診てもらいたい？　病人である自分を見てもらいたい？　それとも、いのちまるごと診てもらいたい？」って質問すると、「もちろん、いのちをまるごと診てもらいたい」という答えは返ってくる。だけど、じゃあ、いつも自分のいのちにまるごと接しているかと問いかけると、みんな「NO」なんですよね。病んでいる患者さんでさえ「NO」。自分のいのちでありながら、いのちをまるごと見てなくて、病気になったときだけお医者さんに向かって、自分のいのちをまるごと診てもらおうと思っても、それは無理だと思うんです。

帯津　それはいえるかもしれないね。

やました　ここ痛いから何とかしてくれとか、そういうだけでね。私も白状すると、去年腸にポリープができて手術したんです。ずっと放置したために大きなポリープになってしまったんですが、2週間近く入院していました。そのとき考えたのは、このポリープができたのは、自分の生活のクセの結果で、その生活のクセには、自分の思考のクセもあったし、食生活もあったし、もろもろ全部私がしでかした上でのポリープですよね。しかも、数10年にわたって放置してきたものだったにもかかわらず、わずか1回の手術と2週間の入院で、お医者さんは処置してくれました。痛みをとってくれた。それでも、お医者さんは私の長年の生活と思考の習慣の怠慢を責めることもない。だから、すごいなと思ったんです。もしも私が医者だったら「あなたの責任でこうなったんでしょ」と説教するかもしれない。だけど、お医者さんは何もいわずにすぐに取ってくれて、私は叱られもせずに健康に戻った。これはすごいことだなと思ったんですよ。

帯津　それはおなか開けないでとれた？

やました　はい。

帯津　確かにね、簡単な「治し」の修理だけだったら、医者はいくらでもできるんです。治る病気なら、どんな医者でも喜んで治します。西洋医学は「治し」の部分が得意ですからね。問題は、西洋医学の「治し」だけでは手詰まりの病気に対して、温もりのある「癒し」ができるかどうかです。がんの人はね、どうしても死ということを意識してしまう。自分の全人間性にかかるわけだから、いろんな悩みがあり、思いがあり、こうしなければという焦りがある、深刻さが違うんですね。そうした患者さんに対して、いのちに関わるような事態がいつ起きても、しっかり対応できるように医療はなっていかないといけないということです。

やました　やっぱり、がんのような病気になって初めて、自分の死というものを真正面から意識するのでしょうね。いよいよ先送りできなくなったという感じですね。それまでは、私がそうだったように、具合が悪くなっても部分的に修理してもらうという感じで医療を利用する。でも、死というものが現実味を帯びてくると、もっと違う形で関わってほしいと思うし、怖いのを誰かに助けてほしいと思うから、お医者さんにも、もっと別の形で関わってほしいと求め始める。帯津先生みたいなお医者さんが、すべての医療機関にいらしたらいいんですけどね。

帯津　死生観をもたない医者に診てもらうことほど怖いことはない。これは作家の田口ランディさんがいっています。ただ、彼女はそういいながらね、医者は忙しいから死生観を期待するのはまちがいかもしれないといっている。だから、患者さん1人1人が死生観を築いていくことが大切だ、と彼女はいっています。これも真理だと思うんです。

がんになっても善戦している人はたくさんいる

帯津　患者さんたちは、とにかくみなさんよくやっていますよ。最近私が著した本の中で、がんの患者さんの症例を14例紹介したんです。そのとき、あらためてみんな本当によくやっているなと思いました。それぞれ孤軍奮闘している。たとえば、乳がんで20年近くつき合っている女性がいます。東京都内の病院で手術して、私の知り合いの医者が主治医なんだけど、主治医にすべてを預けながらね、自分で「これは」という治療法があるとそこへ行く。私のところへも来ているわけです。ところがね、骨に転移してね、分子標的治療を主治医のもとでやりながら、そのほかに血管内治療といって、血管から骨に向かって抗がん剤を入れたり、私のところへ来てはホメオパシーとサプリメントをやっている。やがて主治医が定年になって非常勤となり、そのうちに自分も職場を定年まで勤め上げた。よく20年もやっているなあと本当に感心したんですね。そんなふうに善戦している人が世の中にいっぱいいるというのをあらためて実感しました。

やました　ご本人たちは日常的につらいこともたくさんあるのでしょうね。

帯津　そうなの。その患者さんも骨に転移しているから、当然、痛みもある。それでも明るいですよ。「定年してからヒマで困っているんです」とかいって、いつもニコニコしている。だから、一概にがんはよくないとかね、つらいとかね。決めつけないでも、それぞれ自分なりの対処の方法を見つけて、なんとか前進している人が結構いるんですよ。

やました　死ということでとらえると、風邪で死ぬ人もいれば、がんで生きる人もいる。その中で、がんがこれほどまで死に直結するイメージが強いのはなぜでしょう。

帯津　やはり実際に致死率が高いですからね。

やました　あと10年もしたら、がんと診断されても「ああ、そうですか」という日常的な病気になるという医療関係者もいますよね。

帯津　がんはね、からだだけの病気じゃないから、10年では無理ですよ。もっと長い時間を要する。結核みたいに結核菌が原因とわかっているなら、その原因を叩く治療法を開発すればいいけど、がんの場合は、からだ、こころ、いのち、この全部が関係している。そう簡単にはいかないですね。いくら新しい治療法や治療薬が出てきているといっても、いまだに、ある一線をなかなか越えられない。

やました　がんは本当に特別なんですね。風邪で死ぬことがあると知っていても、風邪をひいたから人生を問い直そうとか、そういう意識にはなりませんものね。がんと診断されたら、たとえ早期発見で「大丈夫」といわれても、やっぱりどこかで死を意識して、人生を問い直す感じになっていくのでしょうね。

帯津　立川談志さんと対談したとき、談志さんが「自分はがんだとか心筋梗塞だとか、ありふれた病気では死にたくない」といったんです。じゃあ何で死にたいのと聞いたらね、「ふとした病気で死にたい」といった。風邪みたいな病気ね。がんが再発する前だったけど、新聞記事の見出しまで考えてね、「落語家、ふとした病気で……」とね。そういう話をしました。

やました　ふとした病気ですか。病名じゃないところがいいですね。ふぐを食べて死んだとかはいやですけどね。ふとした食で死んだとかね（笑）

帯津　ふぐなら高級感があっていいんじゃない。しびれているときは恐怖かもしれないけど（笑）。

やました　がんでも、ふとした病気でも、痛いんじゃないかとか、苦しいんじゃないかとか、そういう恐怖がつねにつきまといますが。

帯津　がんの場合はね、死ぬ前の苦しみ・痛みについては、ある程度克服できるようになっています。いま医療用麻薬の使い方が上手になっていますからね。ところが、痛みをきれいにとる治療をすると、精神的にも落ちて、その人らしさがなくなるから、ご家族がイヤがるんですね。本人は痛いからどうしてもやってくれと望んでも、ご家族が反対されることがある。これは結構深刻な問題なんです。

やました　それは本当に深刻な問題ですね。自分や自分の家族だったらどうだろうと、考えてしまいます。

帯津　だから最近は、大麻を医療で使えるようにしようという運動をしている人も増えています。大麻は精神的に持ち上げてくれますからね。すでにアメリカでは一部の州で大麻が医薬品として認可されています。私も大麻を上手に使えばいいと思っています。でも、日本はそういうことに対して頑《かたく》なに反対する人が多いんですね。

やました　国民全体でこれから考えていかなければならないことですね。

帯津　そうですね。

やました　痛みとは別にもう1つ、がんの治療では、抗がん剤を投与中の副作用も非常に大きな不安要素です。吐き気がするとか、ひどい口内炎がたくさんできるとか、そうしたことによってクオリティ・オブ・ライフがぐっと下がってしまうと思うのですが、実際のところはどうなのでしょうか。

帯津　副作用は確かにあります。抗がん剤は、はっきりいって人間の尊厳をずたずたにします。毛は抜けてしまうし、肌はばさばさになるしね。それでも、自分で希望して抗がん剤治療を何度も続ける方もいますが、元気なときにくらべると見る影もなくなっていきます。だからね、私は抗がん剤は絶対に早くなくなったほうがいい治療法だと思っています。

やました　そうですか。帯津先生はそう思われますか。

帯津　ええ、そう思っています。ただ、いまは緊急避難でね。白血病のように抗がん剤でしかうまくいかないようながんもありますから、使うときは使うけど、いずれはなくなってもらいたい治療法だと思っています。

特効薬で病気を治すという時代は終わった

やました　これからは患者の側も、生死だけでなく、自分の尊厳にも焦点をあてるような意識をもって、「ここまでずたずたになる死は選びたくない」と表明できるようになることがとても大事な気がしますね。

帯津　そうですね。

やました　誰でもいつかは死を迎える。逆にいうと、死ぬまで生きていかなければならないのだから、最期にずたずたになるのは、私は回避したい。それこそ無意味な延命ですよね。2週間長く生きられたとしても、ずたずたの状態が伸びるのは本意ではないことを、みんながはっきり意思決定して表明できればいいのでしょうね。

帯津　でもね、実際にその立場にならないとわからないものですよ。この間もね、ある患者さんが外来に来て、「主治医から抗がん剤を勧められているんだけど自分はやりたくないんだ」という。だけど、これまでの治療や検査のデータを検討してみたら、抗がん剤をやったほうがいいような気がしたので、そのことを伝えたんです。そしたら、本人が「先生のいっていることはわかるんだけど、それでも自分はいやなんだな」といってね、おもむろに「先生ならどうする?」と聞いてきた。私はね、正直にいいました。あなたの場合は医者として抗がん剤をやったほうがいいと客観的に思いますが、私自身はやらないですね、とね。そしたら彼がびっくりして、「ちょっと考えてみます」といってその日は帰って行ったの。そして、次に来たときにね、「よく考えた結果、抗がん剤をやることにしました」といった。本当にわからないものなんですよ。

やました　その患者さんは、いまどうされているのですか?

帯津　主治医のいる病院で、ちょうど抗がん剤の治療が始まったところです。それと並行して、うちの病院で副作用を軽減したり、免疫力の低下を防いだりする代替療法をやっています。

やました　吐き気とか、そういう副作用を抑える手立てはあるのですか？

帯津　ありますよ。たとえば漢方薬でも、ホメオパシーでもね、ありますね。免疫力をあげるのだったら、サプリメントもありますから。

やました　そうした手立てを知っていれば、抗がん剤を必ずしも全否定しなくても、いまの患者さんのようにいろいろ考えた末に「まあやってみようか」という選択もしやすいですね。

帯津　ずいぶん違いますよ。

やました　でも、普通の病院だと難しいのでしょうね。

帯津　うん。抗がん剤専門の医者は、たいてい漢方薬とかを嫌うんですね。患者さんに「余計なことはやらないでね」と釘を刺す医者も多い。理由はね、「何が効いたかわからなくなるから」というの。でも、何が効いたかわからなくても、患者さんは治ればいいわけですよ。ちょっと乱暴ないい方ですけどね。私のところにも「主治医には内緒で来ました」という方がよく来られます。主治医に内緒だから、代替療法をやるにあたっては隠れてやるというんです。これはあまりよくない。隠れてやると良心の呵責《かしゃく》で免疫力がのびのびしないよって、私はいつも脅かすんですけどね。

やました　お医者さんのほうも、いろんなやり方がじつはあるということを、もっと知ってほしいですね。

帯津　そうなんです。何度もいいますが、西洋医学だけで固めてしまうと、戦術が少ないからどうしても枯渇するんです。限界がある。だけど、代替療法を含めれば戦術はたくさんあるわけです。代替療法はエビデンスが乏しいといって排斥《はいせき》する医者が多いけど、そうじゃない。代替療法は「癒し」の方法で、西洋医学は「治し」の方法だから、そもそも土俵が違うんです。これらを合わせることによって本来の医療に近づくんだということを、私はいつも患者さんに説明します。そうすると、患者さんはすぐにわかってくれてやり始めます。ところが、肝心の主治医が理解を示さないと、患者さんとしてはストレスになるわけです。内緒でやらないといけないからね。

やました　将来的にがんの特効薬ができる可能性はあるのでしょうか。

帯津　おそらく特効薬はできないと思う。それでも悲観することはないんです。特効薬という、1つのすぐれた戦術が開発されなくても、いまある手段だけでも上手に使えば少し前進します。今後そこに新しいものも加わって、患者さんも医者も、戦略的に上手に使えるようになれば、がんはずいぶん扱いやすい病気になっていくとは思うんです。

やました　病気を治すには特効薬という、そうした考え方も修正していく必要がありそうですね。たとえば、特効薬の存在する病気であっても、ある人には劇的に効くのに、ある人にはあまり効かないということがありますよね。それはおそらくすべて関係性で、まさに先ほどの「場」の話につながりますが、こんな「場」で生きた人には、この特効薬をもってしてもダメだし、こんな「場」で生きてきた人にはこの特効薬が劇的に効くみたいな、そんなことになっているのでしょうね。

帯津　それはありますね。

やました　これからはお医者さんにすべておまかせの医療ではなく、自分を取り巻く環境のレベルを上げていくような生活習慣、思考習慣、行動習慣、食習慣など、さまざまな側面からの総合的なアプローチをかけていくことによって、罹患率が減ったり、あるいは治癒率が高まったりといった、そういう時代に入っていきそうですね。

帯津　それがわれわれホリスティック医学の目指すところです。

ホリスティック医学の定義

1. ホリスティック（全的）な健康観に立脚する
2. 自然治癒力を癒しの原点におく
3. 患者が自ら癒し、治療者は援助する
4. 様々な治療法を選択・統合し、最も適切な治療を行う
5. 病の深い意味に気づき自己実現をめざす

※ＮＰＯ法人日本ホリスティック医学協会のＨＰより転記

コラム――「般若心経」と私

やましたひでこ

摩訶般若波羅蜜多心経（まかはんにゃーはーらーみったーしんぎょう）
観自在菩薩（かんじーざいぼーさつ）
行深般若波羅蜜多時（ぎょうじんはんにゃーはーらーみったーじー）
照見五蘊皆空（しょうけんごーうんかいくう）
度一切苦厄（どーいっさいくーやく）
舎利子（しゃーりーしー）
色不異空（しきふーいーくう）
空不異色（くうふーいーしき）
色即是空（しきそくぜーくう）
空即是色（くうそくぜーしき）
受想行識（じゅーそうぎょうしき）
亦復如是（やくぶーにょーぜー）
舎利子（しゃーりーしー）

是諸法空相（ぜーしょーほうくうそう）
不生不滅（ふーしょうふーめつ）
不垢不浄（ふーくーふーじょう）
不増不減（ふーぞうふーげん）
是故空中（ぜーこーくうちゅう）
無色無受想行識（むーしきむーじゅーそうぎょうしき）
無眼耳鼻舌身意（むーげんにーびーぜっしんにー）
無色声香味触法（むーしきしょうこうみーそくほう）
無眼界（むーげんかい）
乃至無意識界（ないしーむーいーしきかい）
無無明（むーむーみょう）
亦無無明尽（やくむーむーみょうじん）
乃至無老死（ないしーむーろうしー）
亦無老死尽（やくむーろうしーじん）
無苦集滅道（むーくーしゅうめつどう）

無智亦無得（むーちーやくむーとく）
以無所得故（いーむーしょーとくこー）
菩提薩埵（ぼーだいさったー）
依般若波羅蜜多故（えーはんにゃーはーらーみったーこー）
心無罣礙（しんむーけいげー）
無罣礙故（むーけいげーこー）
無有恐怖（むーうーくーふー）
遠離一切顛倒夢想（おんりーいっさいてんどうむーそう）
究竟涅槃（くーきょうねーはん）
三世諸仏（さんぜーしょーぶつ）
依般若波羅蜜多故（えーはんにゃーはーらーみったーこー）
得阿耨多羅三藐三菩提（とくあーのくたーらーさんみゃくさんぼーだい）
故知般若波羅蜜多（こーちーはんにゃーはーらーみったー）
是大神呪（ぜーだいじんしゅー）
是大明呪（ぜーだいみょうしゅー）
是無上呪（ぜーむーじょうしゅー）

是無等等呪（ぜーむーとうどうしゅー）
能除一切苦（のうじょーいっさいくー）
真実不虚（しんじつふーこー）
故説般若波羅蜜多呪（こーせつはんにゃーはーらーみったーしゅー）
即説呪曰（そくせつしゅーわつ）
羯諦羯諦（ぎゃーていぎゃーてい）
波羅羯諦（はーらーぎゃーてい）
波羅僧羯諦（はらそうぎゃーてい）
菩提薩婆訶（ぼーじーそわかー）
般若心経（はんにゃーしんぎょう）

＊＊＊

学生時代、はじめて出逢った「般若心経」。この僅か２６２文字の経典に、心惹かれることになった。そのかつての私同様、今もってこのお経への理解は覚束なく、心もとないものだけれど。

もちろん、この般若心経にある「色即是空、空即是色」ほど魅惑的な文言はなく、「カタチあるものはすべて虚しい」なんて、わかったようなつもりになって、そう、つもりになっただけで唱えてみた20代始めの私。そうですね、その頃の私は、自身がおそらく物欲の塊であったからこそ精神世界に憧れ、形ばかりの真似事でこの経文を口にしていたに違いないのです。

あれから、何十年と年齢を積み重ねて、物欲との折り合いのつけ方は、ずいぶんと上手になったと思う。いえ、それはもしかして上手になったと思い込んでいるだけで、今もって模索していることは変わらないのかもしれない。なぜなら、迂闊《うかつ》にも油断するとモノは私の空間をいつのまにか占領し、また、それらモノたちの堆積を自覚のないままに許してしまっていることだってあるから。けれど、油断の回数も、無自覚なモノの堆積も、かつてに比べれば圧倒的に少なくなっていることもまた確かなこと。

そして、こんなことにも気がついた。そうか、物欲をなくそうだなんて無謀な葛藤の渦の中にいた、かつての私。そうだ、物欲はあって当たり前。物欲という煩悩があってこそ、人生は面白く愉しくもあるのですね。ただ、私は、自分の物欲の「過剰」に意識的であればいいのだと。

その居直りといえなくもない気づきは、私と「般若心経」との関係も変えた。

「羯諦羯諦、波羅羯諦、波羅僧羯諦、菩提薩婆訶」に過剰な期待を持って、この魔法の呪文にご利益ばかりを求めていた私。そんなかつての私からの卒業。ああ、優秀な成績での卒業とはいえない、けれど、少なくとも、過度の依存はすることはなくなっている。

何故なら、今の私はただ淡々と、唱えているだけなのだから。

第4章

元気よく死に飛び込む！

「先生、攻めの養生の
推進力はなんですか？」

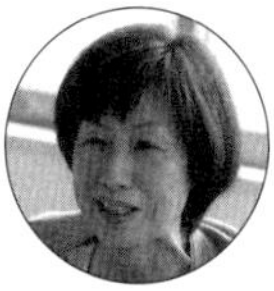

やました

「ときめきと、ひらめきです。
いくつであろうと懸命に生きて、
いのちのエネルギーを
あふれ出させるんです」

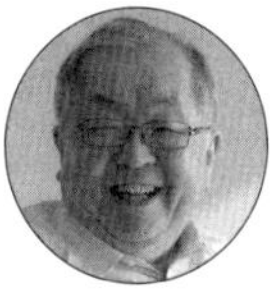

帯津

人生50年で自我を確立し、あとは自己実現へ

やました　私の断捨離の思想的ベースは、中国の老子道徳経48章（※1）にあります。老子48章は、日本国内だけでもさまざまな人によって意訳されていますが、その中の1つ、「知識を増やしたいなら毎日増やしていきなさい。智恵を得たいなら毎日減らしていきなさい」という意味の一文に出会ったことが、断捨離を始めるきっかけとなりました。この言葉は、私がヨガ道場で学んだ「知行合一《ちこうごういつ》」とぴたりと合致したからです。知行合一とは、知ったことと行なうことを一致させなさいということ。つまり、どんなに知識をいっぱい持っていたとしても、そこに行動が伴わなくては意味がない。その知行合一がいかに難しいかで煩悶していた私は、老子の48章で知識と智恵の違いを教わった気がして、それが「知識は行動によって智恵になる」という言葉にまた結びついていったんです。先ほど帯津先生のお部屋を見せていただいたとき、老子の意訳本の48章のところに付箋がついていたので、ぜひ、老子の48章に対する帯津先生のお考えをうかがいたいと思いました。

帯津　私の場合、老子にたどり着く前にいくつかの段階がありました。まず大学3年で医学部へ進んだとき、勉強をしっかりやろうと思って大学の近くに下宿したんです。その

下宿から歩いて6～7分のところに学生がよく行く食堂があって、夜の6時頃になるといつも出かけて行って食べていた。その頃は、テレビで『チロリン村とくるみの木』という子ども向けの人形劇が流れていてね、それを見ながら夕飯を食べていた。そして食べ終わったら、下宿へ帰って医学書をひも解き始めるんですが、30分くらいすると何か寂しくなってきてね。なぜそんな気持ちになるのかはわからなかったけど、無性に寂しくなって勉強なんか手につかなくなる。やおら本を閉じ、財布だけ持って酒を飲みに行く。そんな日々を過ごしていました。

やました　先ほどおっしゃっていた、本郷辺りのおでん屋さんとバーへ出かけていたのですね。

帯津　そうです。結局、大学時代は寂しさの理由がわからずじまいだったのだけど、そのあとずいぶん経って医者になってから、山口誓子《せいし》の「学問のさびしさに堪へ炭をつぐ」という句を目にしてはっとした。そうか、私の寂しさは学問の寂しさだったんだ、とね。山口誓子は東大法学部出身で、大学時代、やはり下宿していた。おそらく、炬燵《こたつ》もなくて、畳に火鉢という状況だったと思う。だから、学問の寂しさに堪え、炭をついでいるわけです。いい句だなと思ってね。その句を病院の待合室に飾って、毎日のように見ていた。だけど、学問をするとどうして寂しいのかはわからなかった。私は確かに寂しかったんだけど、その理由がわからなかった。そのあとに老子の48章にぶつかったんです。「学を為す者は日々に益し、道を為す者は日々に損し、これを損してまた損し、もって無為に至る。為す無きにして、而も為さざるは無し」。これで合点がいったんです。つまり、学ぶということは日々溜め込んでいくわけです。もちろん、生きるための方便として溜めることも必要で、全部捨てていたのではぼんやりしているだけになる。だから、日々溜めていくんだけど、本来、道を行うものは捨てていかなければいけない。捨てて、捨てて、最後に捨てきって死ぬのに、途中どんどん溜めていくのは、本来の生き方とは違うんだと思うところに寂しさがでてくる。「ああ、これか」とね。気づいた。

やました　知識は行動があると智恵になるけど、学ぶばかりで行動がないと、ただただ溜まっていくだけで、虚しくなっていく。寂しくなっていく。それでもインプットはどうしても必要だし。そこのせめぎ合いみたいですよね。

帯津　そう。本来の生き方じゃないけど、いまはせざるを得ない。生きるための方便だから、学んで溜めこむこともやらなければならない。自分が本来の方向と違う方向へ行っているという寂しさね。

やました　そういう経緯で老子の48章と出会われたのですね。じつは1章で少しお話しした千賀一生先生は、この老子の48章を「手放し難きを手放せば、得るべきを得る」と解釈しています。自分がいちばん執着しているものを手放したら、必ずそれに代わるものが得られるという理解ですね。「無為にして為さざるを無し」とは、このことをいっているのではないかと、私は思っているのですが、帯津先生は「無為」ということをどのように理解されていますか？

帯津　無為は老子の中核ですからね。なんていうか、企まない。謀《はかりごと》をしない。何もしないところに行き着いたら、すべてを得られるという、そういうこと。

やました　ともすると、私たち常《じょう》人《じん》は、何もしないでいたらすべてを得られる、と受け取りかねないですが、怠け者とは違うのですよね。

帯津　道は行っているわけです。「自己実現」を進めながら、浮世の余計なことはしない。だから、怠け者とは違う。

やました　私たちが日常行なっている仕事とか勉強とか、そういうものは「浮世の余計なこと」なのですか？

帯津　そう、仕事や勉強は「自我の確立」のほうだからね。たくましくて、世の中に役立つ人間になろうとすることは、誰でも人生の中で1回は考えるわけです。もちろん、人生の前半はそうした自我の確立をやってくれないと困る。自分のためにも、世の中のためにもね。だけど、人生の後半はだんだんそれを捨てていって、本来のあるべき自分になっていく。つまり、エントロピーを捨て、方便も捨てていく。

やましたインプットしないと、アウトプットもできないですからね。

帯津　そうそう。人生50年で自我を確立して死ぬというのが織田信長の時代で、ちょうどよかった。ところが、いまは人生80年だから、あと30年どうするか。これはもう溜めたものを捨てて自己を実現していくしかない。

やました　それが帯津先生の考える無為の境地ですね。

溜めたものを少しずつ捨てていく

やました　作家の新井満さんの『自由訳　老子』（朝日文庫）には次のように書いてあります。

学問をおさめると
知識の量は日に日に増えてゆく
しかし、だんだんと
つまらない大量の知識にしばられて
精神の自由はうばわれて

身動きがとれなくなってしまう
ところが
道（Ｄａｏ）に目ざめた人は
日に日に知識の量を減らしてゆく
よけいな知識をどんどん減らしてゆき
さいごには
無為の境地に辿りつく
知識にしばられていた精神は
解放されて
自由自在になる
何ものにもこだわらず
あるがまま
自然に生きられるようになる
ゆったりとおおらかにね
それが〝道（Ｄａｏ）の人〟の
生き方なのだよ

まさに50歳からはこれだな、と思ったのですが、帯津先生はいかがでしょう。

帯津　そのとおりです。やっぱりね、学問を為す者が日々に溜め込んでいくことはしようがないと思う。生きるための方便で、これがないと物質的にちゃんと生きていけない。会社から給料をもらって結婚してという、そういう生活ができないといけないわけだから、これを方便として持ちながら、でも、だんだんと年齢を重ねるにつれて方便として溜め込んだものを少しずつ捨てていって、最後に死ぬときは空手で向こうへ行く。方便は方便として抱きながらも道を行なう。その本筋を忘れないでやっていって、最後は何も持たないで向こうへ行く。それが人生と考えていいのかなと思ったんだよね。何も持たないで行くのは非常に難しいんだけど、何もなくなってから2〜3日生きていたらちょっと寂しいしね。

やました　うまく一致するといいですけど、

帯津　そう。酒も飲まないで生きているなんて寂しい。だから、よほど考えて、その日にちょうど酒がぴたりとなくなるように死んでいかないとね。

やました　そこに気づかずに50歳からもモノやコトの獲得に走っていると、どんどん苦しくなるし、それを維持できる気力・体力も落ちてくる。

帯津　だから、アンチエイジングはまちがっているというんです。年をとってから若者に倣《なら》おうなんていうのは邪道です。老境に入って若さを誇ったりしてはいけないの。若者に負けないくらいまだまだ体力があるとかね。私もさっき、いまでも結構走れるなんていったけど、やっぱり老境らしくしないといけない。

やました　老境に入って若さを誇るのは誤りなんですね。高いお金を出してからだを鍛えたり、必要以上に着飾ったりというのは、やっぱり足し算。美魔女なんてとんでもないですね。

帯津　とにかく装身具なんかみんな捨てていく。裸になっていく。高齢になっても色気のある女性は、装身具なんかほとんどつけていない。つるつるの人がやっぱり色気がありますよ。

やました　つるつるの人ですか（笑）。男性の場合でも、定年後、もう必要ないのに、いつまでもネクタイを何本も大切にとっておくような人がいますね。自分がバリバリ働いていた頃の思い出の品、証拠品として捨てられない。あるいは、会社員時代の役職をずっと引きずって、地域のボランティア活動に参加したようなとき「オレは部長だったんだ」とかいって、煙たがられている人もいますね。こちらはプライドを捨てられない。

帯津　ああいうのはだめですね。

やました　未来への不安や過去の栄光にとらわれていると、いま自分に何が必要なのかわからなくなって、モノを捨てられなくなってしまう。逆にいうと、いま自分に何が必要なのかがわかれば、余計なモノを手放すことができるわけですね。

帯津　ドイツ出身のアメリカの詩人、サミュエル・ウルマンも「青春とはこころの問題だ」といっています。見た目の若さにいつまでもこだわっているようなことは、早く捨てていったほうがいいんで、どんどん老境へ入っていくのがいい。

やました　どんどん老境に入れ、ですか。ステキな言葉ですね。でも、いまの50歳から60歳くらいの年代の方たちは、会社員の人であればそろそろ定年を迎える年代で、「さあこれから第2の青春を愉しもう」という感じが強くて、手放していくというイメージは薄いですね。

帯津　いわゆるバブルがはじける前は、定年後も物質的な生活では不自由しない状況の人が多かったでしょ。だけど、バブルがはじけてそうもいかなくなってきた。それでちょうどよくなってきたのかなと思うんです。

やました　確かにいまの50歳以上の人たちは、バブルの真っただ中に、「たくさん持つ」のがいいことだという観念を植えつけられてしまったところがありますね。モノに対する欲求もそうだし、地位、名誉といった社会的な欲求もそう。あらゆるものを手に入れるのが幸せになることだと考えていた。そして、その頃に溜め込んだモノがずっと重荷になって、いのちが萎えていたんでしょうね。私が断捨離という引き算の解決法を提案したとき、いちばんの反応は「捨てていいんですね」だった。みんな捨ててはいけないと思い込んでいたわけです。もったいないという観念にとらわれてね。全部抱え込んでいた。いまやっと捨てること、手放すことの方向に、少しずつ動き始めたという感じですね。

帯津　捨てるということでいえば、先にお話しした神沢杜口という人は、毎年のように引越しをくりかえしていたそうです。1ヵ所にとどまっていない。あれもやはりモノを捨てるためだったんじゃないかなという気もするんだよね。引越しのたびにモノを捨てていくじゃない。

やました　イヤでも捨てますね。長く定住するとどうしてもオリが溜まるので、意図的に引っ越しなどで強制断捨離するのもよい方法かも。たとえば、子どもが巣立ったあとも、子ども部屋をそのままにしていたり、家族の思い出の品を押し入れに溜め込んだりしていると、特別な思いがプラスされているぶん、より重荷になっています。そうしたモノを思いきって手放す上で、引っ越しはよいきっかけになります。不要なモノを手放せば、住空間が物理的に軽くなるし、自分の思いもそこから消えてラクになる。軽やかな老境を過ごすにあたって、長年住み慣れた住居そのものを断捨離することも選択肢として入れておくのもいいかもしれない。

帯津　「場」のエネルギーを高めるためにね。

やました　ただ、老境らしくというのは、世間から引っ込むとか、そういうことではないですよね。

帯津　そう。世間から引っ込むのはよくない。道を求めることをやめてはいけない。たとえば私の知り合いでね、会社を定年になったあと、しばらく何もしないで充電するよといってのんびり過ごしていた人がいたんです。そしたら半年くらい経って、肺がんになった。だから、やっぱり道を求めることまでやめて、これでいいんだと思ってしまうとよくないんですね。少しストレスがあって、向上心が常にこころの中でふつふつとしているような状態を維持しないと、病気になったりするんだろうと思うのね。あんまり安心してはいけない。

やました　老後は東南アジアのほうへ移住して、ゴルフ三昧の毎日を送りたいといったハッピー・リタイアへのあこがれを持つ場合もありますよね。私なんか、そんな生活していたら、3日で飽きてしまうと思いますが。

帯津　年をとってもね、日々、コツコツと苦労して、1日の終わりに旨い晩酌をする。こういうのがいいんですね。ストレスがありすぎても病気になりますが、刺激のない満ち足りた状況が続くのもよくない。ある程度のストレスと緊張感があったほうがいい。

やました　断捨離的にいったら、私たちは過剰でも損なわれるし、不足でも損なわれる。これから老境に入っていくときに、すべてを一気に捨てるのではなくて、ちょうどいい呼吸空間ができる程度に身軽になっていく。それが理想ですね。自我の確立の時期に手にした地位や名誉は、もちろん素晴らしいものだけど、死んだら向こうの世界には持っていけない。そのことを受け入れる必要はありますね。

社会的な地位や名誉はあの世へ持っていけない

やました　帯津先生の場合は、東大病院の第三外科医局長、都立駒込病院の外科医長を経て、現在はご自分の病院の名誉院長で理事長という、誰が聞いてもすごいエリートコースを歩んでこられたわけですが、そうした社会的なポジションについて先生はどのように考えておられますか？

帯津　私なんかエリートというわけではないですよ。医局長もね、東大の医局だと、ふつうは教授が任命するんです。ところが、私のときはちょうど東大闘争で医局制度改革が行なわれて、医局長は医局員の選挙制度によって選ばれることになったんです。だから、教授に任命されたわけじゃないし、選挙でなったから仕方ないという感じでやったんですけどね。

やました　でも、医局長になれば、そのあと講師、助教授、教授と、上へ昇っていくチャンスが出てくるのですよね。

帯津　私はもともと、教授になりたいという気持ちはまったくなかったんです。教授とか学者とか、そういう道はまったく考えなかった。早く技術を身につけて町に出ようと思っていたからね。その意味では、医局長になったおかげで町に出るのがちょっと遅れた感じです。

やました　まさしく方便だったんですね。

帯津　方便ですよ。もちろん、医局長でなければできない経験もあって多少は為になりましたけど、医者としての業務以外の雑用が多くてね。エリートなんていう感覚はまったくなかった。

やました　周りの同僚の先生たちは、やはり教授などを目指す人が多かったのでしょうね。

帯津　そうですね。私のあとに医局長をやった人が教授になりました、この人は優秀で頭もよかったですし、若い頃から自分の人生設計をしっかり立てて生きていました。彼のように自分の希望するレールをうまく進めた人はいいけど、一方で、講師や助教授のまま定年を迎えたりする人たちも当然いたわけです。そういう狭い世界で少ないポジションを争うというのは、私は同じ人生だったらやりたくないですね。上のポジションに就いたら、それなりの達成感はあるでしょうが、ごくひと握りの人だからね。

やました　私たちが誰でも食欲とか睡眠欲とか、生きていくために必要な欲求をもっているように、社会で生きていくために必要な承認欲求というのでしょうか、それはあって当たり前だと思うんですね。もちろん、過剰になるとおかしなことになりますが、足りなさすぎてもやっぱり問題ですよね。そういう上のポジションに就きたいというのは自己実現なのか、承認欲求なのか、自己受容感なのか、先生はどう思われますか？

帯津　ポジションに就きたいというのは自我の確立のほうです。自己実現じゃない。自己実現はそういうことにとらわれない世界だからね。いい大学へ入って、いいところへ就職して、きれいな奥さんをもらって、というのはすべて自我の確立です。それは悪いことじゃない。国家のためになるし、人々のためになるならね。でも、それが人生の目的ではないということです。自我の確立は競争の原理を伴う。誰かを追い抜くというね。だけど、自己実現は誰もがそれぞれ実現していけばいいんで、他者を追い抜く必要はまったくないんです。

やました　なるほど。自我の確立を自己実現だと勘違いしている人が、いっぱいいそうですね。

自分のいのちを高めていくのが自己実現

やました　では、自己実現って何かといったら、先生はどう表現しますか？

帯津　やっぱり自分のいのちのレベルをね、限りなく高めていくのが自己実現だと思うんですよ。いつも向上しようという気がどこかにあって、1歩1歩でもいいし、一足飛びでもいいから、上を目指していくというのがそうだと思いますね。

やました　上を目指すというのは、自我の確立でも出てくる言葉ですが、帯津先生の自己実現の形はどのようなものですか？

帯津　まあ、とにかく少しでもね、少しでもいのちをレベルアップしていくと。それは別に毎日あせって考えているわけじゃないけど、毎日晩酌をしながら少しずつね。これがいいんですよ。晩酌するたびにね、少し進歩したかなと思う。

やました　晩酌イコール自己実現なんですね。私もそうやって晩酌しようかな。ただ飲むんじゃなくて。晩酌タイムは今日のいのちのレベルの高まりを確認するタイムなんだと思いながら。

帯津　そうそう、それがいいんです。定年で仕事を辞めるとね、男はたいていつまらなくなる。私は「青雲の志」という言葉が好きなのだけど、広辞苑には、青雲の志は「立身出世して、高位・高官の地位に到ろうとする功名心」と書いてある。立身出世が人生の目的ならば、仕事一筋で生きてきた人は、定年と同時に人生の目的を失ってしまう。これでは人生つまらない。ところが、広辞苑ではなくて、手元の大修館『大漢語林』で青雲の志を引くと、そこには「徳を修めて聖賢の人になろうとする志」とも書いてある。これなんですよ。つまり、単なる社会人としての立身出世を狙うのではなく、もっと徳の高い聖賢の人を狙うのが、青雲の志です。立身出世は付加価値みたいなもので、定年になったらますます成長し、自分を補充していく。終わりなき自己実現ですね。これをしっかりと果たしていかなければいけない。時間がいくらでもあるんだからね。そうすると、それがその人の色気になって、誰からも好かれるようになる。

やました　それならわかる。目指せますね。男女ともの色気ですね。

帯津　仕事だけじゃなくて、自分の生き方としてね、全人生、ひいては死後の世界まで俯瞰してみれば、こうやって生きようというのが見えてくると思うんですね。自分なりの考えがね。私の場合は、医療というものをもっといいものにしないといけないと考えて、ホリスティック医学という終わりなき自己実現を目指しているわけです。

やました　先生は70歳を過ぎてから、病院を新しく建て直されましたが、その決断をなさった背景には相当の覚悟があったと思います。どのような思いからだったのでしょう。

帯津　病院を建て直そうという話が出たときにね、借金しないといけないでしょ。ここでまた借金して、重い荷物を背負って歩くのもどうだろうとちょっと考えた。ところがね、30代くらいの若手の鍼灸師だとか、心理療法士だとか、看護師だとか、そういう人たちが私と同じように情熱をもってホリスティック医学に取り組んでいる。この力を結集して患者さんのいのちのエネルギーを高めるには、いまの病院ではちょっと足りない。廊下は狭いし、天井は低いし。トイレは少ない。ハードの面で、もっといいものをつくらないといけないないなと思ったんですね。そんなとき、たまたま作家の落合恵子《おちあいけいこ》さんと対談する機会があって、落合さんにいわれたんです。「私はがんになっても治療はしない。治療しないで帯津先生の病院へ行って死ぬわ」とね。それで「えっ？」と思って、うちの病院キレイじゃないし、落合さんが虚空へ飛び立つ場としてはお粗末すぎる。それで借金してでも新しい病院をつくろうと決心したんです（笑）。

やました　そこでも女性のひとことが。

帯津　そうそう（笑）。もちろん、それだけじゃないですよ。すべての患者さんにとって居心地のいい「場」をつくりたいと思ったんです。

やました　はい、よくわかっています。先ほど病院の中をあちこち見せていただいて、患者さんの居心地をいちばんに考えてつくられたことがすごく伝わってきましたから。

帯津　病棟はお見せできなかったけど、うちは全部個室なんです。やっぱり大部屋で、隣の人とカーテン1枚で仕切られたベッドの上でずっと寝ている状態は、人間の尊厳を保つという観点からするとふさわしくないと思った。そしたらこの間ね、不定期で北海道から通院している女性が、ちょっと具合が悪いというので3日間くらい入院したんです。主治医は北海道にいるので、うちの病院に入院したのは初めてだったんだけど、朝、病室を訪ねたらね、「この病棟はいいですねえ、初めてよく眠れました」といってくれたんです。これは嬉しかったですね。

やました　居心地のいい「場」になっていることが証明されたのですね。

帯津　まあ、70歳過ぎて大きな借金を背負ってしまったので、最後までやるしかない。それとね、私の目指すホリスティック医学がまだ成就していないので、この2つを追究していくことが、いま、私の青雲の志を支える車の両輪となっているんです。

やました　たとえば、実業家としてすごく成功して、社会にもいろいろな形で貢献した方たちは多くいらっしゃいますが、客観的には自我の確立したところしか見えないですよね。こうしたケースでも、自我の確立と自己実現の境目は、やはりどこかにあるのでしょうか。

帯津　まあ、人それぞれのやり方があると思います。自我の確立の中で自己を実現することをしっかりやっているなら、それはそれでいいと思うんです。でも、だいたい自我の確立というのは、目的が達するわけです。会社の社長になったりね。目的が達したら、あとは自己実現のほうへウエイトを置いてやっていったらいいということです。

やました　男性は主に仕事で自我の確立をして、定年退職をきっかけに自己実現の道を歩み始めるケースが多いと思いますが、女性で、とくに専業主婦の場合、自我の確立の時期に、夫や子どもの世話に追われて、自分のことがあと回しになってしまうという話をよく聞きますが。

帯津　対象は違ってもやることは同じだからね。なにも会社で偉くなることだけが自我の確立ではないですよ。専業主婦の人が家庭のことをやりながら、最高の奥さんを目指す、あるいは最高の母親を目指すことだって、立派な自我の確立でしょうからね。

やました　なるほど。誰それの妻、誰それの母親というポジション取りですね。そのことが一段落したときに、自己実現に切り替えていけばいいのか。

帯津　いずれにしても、自我の確立においては、さっきいったように競争の原理が必ず入ってきて、人を出し抜いて勝たないといけない。だから、いのちのエネルギーを高めることより、筋肉もりもりの立派なからだをつくっていけばいい。一方、自己実現は競争がない。これは終わりなき自己実現で、いのちのエネルギーを限りなく高めていくことになります。

やました　自我の確立のときは、うっかりすると手段が目的化してしまいがちですよね。たとえば、いい大学に行くというのは、本当はいろんなことを学んで、人生をより豊かにしようというのが目的なんだけど、大学に行くことが目的化している場合がよくあります。それではいのちがしぼんでしまいますよね。だけど、先生の場合は、お酒を飲むのが目的ではなく、ときめくためにお酒を飲む。ここが大切ですなのですね。

帯津　うん。お酒の中には全部入っているの。こころの養生も、気の養生も、食の養生も、すべてね。

やました　だから、スピリッツなんだ。

帯津　そうなんです。私たちが生きているということは、養生を果たしていくことにほかならない。養生といっても、からだを労わって長生きしようという守りの養生ではなく、もっと積極的に日々生命力を高め続けて、死ぬときに思いきり向こうへ飛び込んでいくための、いのちのエネルギーを養う養生です。

やました　先生がよくおっしゃっている「攻めの養生」ですね。

帯津　そうです。攻めの養生の推進力は、ときめきと、ひらめきです。ときめきが内なる生命場に鬱勃《うつぼつ》として起こる小爆発なら、ひらめきは虚空からの伝言による内なる生命場の小爆発です。いずれも、いのちのエネルギーを外にあふれ出されると同時に、自然治癒力もあふれ出させると、私はそう考えているんです。

いのちを高めるキーワードは「ときめき」

やました　では、自己実現を目指すための、いのちのエネルギーを高める養生法として、読者の人たちに具体的なアドバイスをするとしたらどのようなやり方がいいでしょうか。

帯津　大切なのは、いまいった「ときめき」と「ひらめき」なんですね。ときめきは、自分がときめくことなら、何でもいいんです。私の場合は「目には青葉　朝の気功に夜の酒」です。目には青葉というのは、山口素堂の本来の句は「山ホトトギス　初ガツオ」と続くから、旬を食べるという食養生の役割が1つ。そしてもう1つの役割は、旬のものを前にしたときめきです。初ガツオを前にすると、ときめくじゃないですか。わくわくしながら、海や大地の恵みに感謝して旬をいただく。そうすると、こころの養生となります。それから、朝の気功は、気の養生。私はこれを患者さんと毎朝やっています。そして酒は全部が集約されたもの。人生は酒であるというね。そういうことで「目には青葉　朝の気功に夜の酒」というわけです。

やました　旬のものはエネルギーが高いから、私たちは自然に旬のものを食べたくなりますね。じつはモノも一緒だと、私は思っているんです。いま流行っている衣服を着用すると、外側から旬のエネルギーを補うことにつながる。たくさんはいらないですよ。自分をときめかせてくれる流行のファッションを適度に身にまとうようにする。着るものは、ときめきの重要なアイテムだと思います。流行に関係なくても、たとえば帯津先生が気功をするとき、空手着を着るとすごくカッコいい。だから、患者さんたちはみんな、ときめきながら気功をしているはずですよ。でも、ジャージだとそうはいかない。

帯津　そうですかね。自分ではよくわからないけども、ときめいてくれているなら、それでいいです。

やました　ときめいていますよ、絶対に。

帯津　それから、食でいえば、いま自分が「食べたい」と思うものをちょっと食べる。これもときめきにつながります。

やました　食べ過ぎてはいけないのですよね。食べ過ぎると、これもろくなことにならないから、ちょっと食べる。でも、食べたいものを「ちょっと」で我慢するのは、実際にやろうと思うとなかなか難しいかもしれないですね。

帯津　最初はそうかもしれない。だけど、長いことやっていると、満腹するまで食べたほうが、あとの感じがよくないからね。そういうのをだんだん覚えていく。ちょうど腹八分目か、腹六分目かでやめておいたほうが、いのちが喜んでいるのがわかってきます。

やました　じつは私、つい最近、中国出張でご馳走地獄を体験したんです。ぜいたくな話なんですけど、お料理をたくさん出していただいて、満腹なのに必死で食べなければならなかった。これも苦しいものですね。

帯津　中国では残すことを前提として、客人に食事を用意するんだよね。余るほど出すのが、おもてなしと考える。だから、家庭に招かれて行ったりすると、皿の上に山盛りのご馳走が次から次に出てきます。私はいつも無理して食べないようにしています。

やました　そんなことを知らなくて、食べないと失礼だと思って必死で食べていました。きっと先方は「まだ足りないのか」と思って、次から次へと出してくださっていたのですね。

帯津　そうなんですよ。

やました　先生はお酒も「ちょっと飲む」という感じで抑えているのですか？

帯津　酒の量はあるがままです。もういいなと思ったときに自然にやめる。

やました　あるがままだけど、飲みすぎることはないって、まさに論語の「七十にして心の欲する所に従えども矩《のり》を踰《こ》えず」ですね。

帯津　そうそう。これも自分の直観に従う。

やました　断捨離の「離」の境地にも通じます。あってもよし、なくてもよし。あるがままで矩を踰えず。だから、先生は悪酔いなどしないのですね。

帯津　晩酌の量はあるがままだけど、時間的な制限はある。病院にいるときは、夕方から飲み始めて、2時間くらい経った頃にタクシーが迎えに来るようになっている。これがちょうどいいんですね。

やました　ご自宅では飲まないのですか。

帯津　家では飲まない。うちには酒もないし、酒を飲むコップもない。冷蔵庫の中は、ソフトドリンクしか入っていない。どっちにしてもね、酒は一生懸命に飲む。「もう年だからこの辺で」なんていわないの。若いときのようにいっぱい飲む。

やました　そうか。酒も一生懸命に飲むか。お酒との関係も、一生懸命に飲むことで機能しているんですね。

帯津　楊名時《ようめいじ》先生（日本健康太極拳協会の最高顧問）とは、本当によく酒を飲みました。

楊先生は酒飲みの名手で、飲むほどに酔うほどに瑞気満堂《ずいきまんどう》、つまり飲んでいる部屋全体にすがすがしい気が昇ってきていい気持ちになれる、そういう人だったんです。おそらく、中国を代表する詩人であり、酒好きでもあった李白《りはく》や陶淵明《とうえんめい》なんかも、みんなそういう感じだったんじゃないかな。「更に尽くせ一杯の酒」（※2）を、なんてね。もっと飲めと、彼らもお互いにやっていたんだから。

やました　お酒のとらえかた、お酒との関係性も、視点を変えると全然変わってくるということですね。

帯津　酒を飲む「場」に自分がいることにも感謝する。こうしてこの「場」に身を置けるのはありがたい、とね。

やました　感謝ということについては、私も心当たりがあります。お店で目の前に置かれたお酒を見て、このお酒が自分の前にくるまで、どのくらいのネットワークを経てきたのだろうかと、思いを馳せることがあるんです。お米の栽培から始まって、酒造の杜氏がいて、トラックで運んで、売る人がいて、店の奥から運んできてくれる人がいる。そんなことを考えると、ここで奇跡が起きているなと思うんですね。この「場」にいることも奇跡だけど、いまこのお酒が目の前にもたらされたというのも奇跡だと。そこに至るまで、上から俯瞰したらどれほどの関わりが見えてくるか知れない。それを考えるとね、目の前のお酒にエネルギーがないわけがないですね。

懸命に生きていると、ときめきをキャッチできる

やました　先ほどお酒のお話のときに「自分の直観に従う」という言葉がありましたが、いのちのエネルギーを高めるには、直観も大事なのですよね。

帯津　そうです。直観というのはさっきいった「ひらめき」のことで、本能的な反応であり、いま自分が必要としているものかどうかを瞬時に見極める感覚であり、エネルギーの栄養となるものを生命場でつかむ感覚です。がんの患者さんが養生法を選ぶときでも、どのサプリメントが自分に合っているか、どのような食事療法に自分のいのちのエネルギーが共鳴できるか、そういう判断をするときにいちばん大事なのは本人の直観です。健康であれば誰でも直観は働きますが、多くの人がそれを意識していない。

やました　社会生活にまみれているうちに、直観が鈍っていくような気がします。断捨離はその取り戻しなんですけどね。必要なものを選ぶ力がないと、死蔵品がどんどん溜まってしまいます。場合によっては、必要なモノも押し入れにしまったままになって死蔵品になる。モノを捨てられない人は、選ぶ力、つまり直観力が鈍っていると思ってまち

がいないです。

帯津　それでも、懸命に生きているとね、自分の不注意でときめきのチャンスを見逃すようなことはなくなります。ときめきをちゃんとキャッチして必ずものにしていくことができる。

やました　これは大きいですね。ふつうは無自覚かつ無意識で見逃すんですよね。

帯津　この間もね、私の知っている税理士さんが85歳になったのを機に引退して、息子さんが事務所を継承することになったんです。それで、これまで仕事上つき合いのあった人たちを集めて、東京都内のホテルで「感謝する会」を開いた。私のところにも連絡があったのだけど、平日の昼間にやるというから、本来なら行けないはずだったんです。ところが、たまたまその日は東京・池袋のクリニックで診療する日で、会場まではタクシーを飛ばせばすぐのところだった。それで昼休みにちょっとだけ顔を出したら、とても喜んでくれてね。みんなの前で私のことをすごくよくいってくれたんです。そのあと、あいさつを頼まれたので簡単に済ましたあと、午後の診療に間に合うように急いで帰ろうとしたら、その税理士さんの弟さんが席を中座して、私を車に乗せてクリニックまで送ってくれたんです。それほど深いつき合いがあったわけではないのに、そこまで兄弟お2人でいろいろしてくださって、ちょっと感激しました。「今日はいい日だったな」

と思えたんですね。もしもあのとき、時間や場所が合わなかったら、そうした気持ちにはなれなかった。懸命に生きていると、いいことがありますよ、結構ね。

やました　いちばん思うのは、たとえば人間関係ですよね。傷を舐《な》めあうようにして、群れている……ただ愚痴をいい合うような人間関係と、そうじゃないお互いに気づきを促すような人間関係……明らかになっていくわけじゃないですか。年齢を重ねていくときにね。そのときに、もうこの人間関係はいい、卒業だな、もういいなといって、そこで潔く選択ができるかというのは、年齢を重ねていくにしたがって必要になってくることかなと思います。それをくりかえし、くりかえしやっているから、「行ってみてよかったな」というときめきをしっかりキャッチできる気がします。

帯津　葬式や通夜なんかもね、たいてい突然連絡がくるでしょ。だから、滅多に時間が空いていない。それで失礼してしまうことが多いのですが、この間、病院に勤務していた頃の同僚が亡くなって、葬儀の連絡が来たの。そのときに、ひょいっと手帳を見たら、これまた偶然にも、その日のその時間がたまたま空いていた。彼は私より少し年下だったのだけど、内視鏡の名手で、まさに職人技といえる素晴らしい腕を持っていた。そして、競馬好きなところが、私ととても気が合ってね。廊下ですれ違うと、いつも「帯津先生、先週のレースどうでした？」なんて聞いてきた。私が「いやいや、だめだったなあ」というと「ボクは取りましたよ」なんてニコニコしながらいう。こっちは悔しいんだけど、憎めない男でね。ただ、私がとても気に入っていた美人の看護師さんと結婚したときは驚いたけどね（笑）。いずれにしても、同じ医療現場で共に情熱をもって患者さんの治療にあたったかけがえのない戦友だから、斃《たお》れたと聞いたときは行かなければならないと思った。でも、仕事が入っていたら当然行けないんだけど、不思議なことにたまたま空いていたんです。だから、すぐに駆けつけました。そういうことが起きるんですね。

気功や太極拳で「直観力」を研ぎ澄ます

やました　帯津先生は、気功や太極拳、呼吸法などで、日々、直観力を磨いていらっしゃるのですね。

帯津　気功をはじめとする気の養生は、大いなるいのち（虚空）と、1人1人のいのちの共鳴です。このとき起こるのが直観ですからね。

やました　先ほど楊名時先生のお名前が出ましたが、先生は楊名時先生から太極拳の指導を受けたのですか？

帯津　楊名時先生とはね、古くからの知り合いで、さっきお話ししたように先生のお宅へ月に何度も通って一緒にお酒を飲んでいた時期もありました。でも、じつは太極拳を一度も教えてもらったことがないんです。いつも、ただただ2人で酒を飲んでいた。

やました　お酒の師でしたか。

帯津　そう、酒の師です（笑）。

やました　では、太極拳は誰かに習ったというわけではなく、自分で身につけてこられたのですか？

帯津　最初は必要に迫られて始めたんです。病棟では夜の消灯時間が早いでしょ。だから、患者さんたちはどうしても朝早く目覚めてしまって、廊下やロビーをうろうろしている人がたくさんいる。これはもったいないなと思ってね、楊名時先生に太極拳を習っていた家内に手ほどきを受けて、毎朝、病院の道場で太極拳を教えることにしたんです。私が太極拳の真の魅力に気づいたのは比較的最近のことです。国際ホメオパシー医学会というのが毎年各国で開催されていて、私は日本の代表を務めているのですが、2012年に日本で開催されたとき、1人で太極拳の模範演技を披露することになったのです。私はそういう表立って何かをするのはあまり好きではないので、本当は断りたかったのですが、スペイン代表の人から「ぜひやってほしい」と英語でお願いされてね。英語力がないものだから、面倒くさいのでつい「ＯＫ」といってしまったの（笑）。頼まれたときは６年も前だったから、まあ何とかなるか、くらいの気持ちでね。でも、だんだん日にちが近づいてくるにつれて、このままではまずいなと思って、自分の太極拳を見直してみることにしたんです。毎朝５時半に病院の道場へ行って１人でやりはじめた。そうしたら、太極拳を10分間やるとね、なんとなく喜びが湧いてくるんです。なんだろうこれはと思っていたら、太極拳は同じ武術でも、空手の型なんかと違って、動作と動作の間が途切れないでいくでしょ。套路《とうろ》といって非常になめらかにね。これが黄河のごとき大河の流れに伴うダイナミズムをきっと生みだしているんだろうと、そう思ったの。それからずっと、朝５時半になると道場へ行って１回やっています。よくても悪くても１回だけ。よろけようと、転ぼうと、１回しかやらない。それで喜びを感じて、私は太極拳を好きになった。

やました　喜びが湧いてくるって、いいですね。

帯津　鎌田茂雄先生からもいわれことがあるんです。「太極拳は形ではありません、いのちがあふれ出ればいいんです」とね。

やました　おのずと一致してくるのでしょうか。いのちがあふれ出ることと美しさというのが。

帯津　実際にね、太極拳を長くやっている人の中には、人を感動させるような動きをする人がいます。それは手足の角度の流れではなくて、やはりいのちのエネルギーがあふれ出ているんですよね。人間としての普通の動きが、人間としての階層を押し上げてきている。「ああ、これはただ者ではない」とひと目でわかります。私は太極拳を30年以上やっていますが、5～6年前、中国の名人の動きを目にして感動しました。手足の動きは同じなんだけど、健康状態とか、養生の目的とか、そういうものが現われてくると思うんですね。いま月1回、その趙《ちょう》先生にうちの病院へ来てもらって習っているんです。忙しいので予習と復習はしないけど、20年間必ず続けるという条件でね。20年間やったら、私が90歳で、彼が77歳になる。だからちょうどいいというので始めたんですけど。というのは、90歳で私が人生の山場を迎える。趙先生も77歳で、人生の山場を迎える。両者がはからずも一致しているという意味です。

やました　90歳と77歳でちょうどいいのですね。

帯津　そう。だけど、なかなか自分の思うようにはいかなくてね。「ああ、今日はうまくいったな」というのはほとんどないですよ、どこかでぎくしゃくしたり、よろけたりしますから。

やました　ぎくしゃくしても、よろけても、1日1回だけでやり直さないと決めておられるのですね。断捨離でいう「いま、ここ、私」ですね。

帯津　ああ、同じですね。喜びを感じられればそれでいい。

やました　肉体はつねに「いま、ここ、私」ですが、思考はいつも時空を駆け巡っています。過去でも未来でも、それから違うところへも行ってしまう。だから、まだ起きてもいないことを不安に思ってみたり、済んでしまったことを悔やんだりするわけですが、それを戻すために、ランドマークタワーみたいな形で、たぶん肉体が与えられている。ならば、その肉体を愉しむことを人生において経験しているかどうかで、生きる質に大きな差が出るような気がするんですね。たまたま、私は出会ったのがヨガで、先生は空手や気功、太極拳で、そういうものに出会えている幸せってあると思うんです。もちろん、それがダンスだったり、楽器の演奏だったり、歌だったり、人それぞれでかまわない。いずれにしても、肉体を愉しむことを日常の暮らしの中に持っているかどうか、そしてそれを磨いていくことを人生の1つの喜びにできているかどうかというのは、生きる質に大きく関わってくるように思います。「いま」に戻るということを、肉体レベルでやっておく必要があるな、とすごく思うんです。

帯津　気功や太極拳はいいですよ。

恋と酒も一生懸命に感謝しながら愉しむ

やました　年齢に関係なく、異性にときめくことも、いのちを高めるうえではとても大切なのですよね。

帯津　これは欠かせませんね。

やました　先ほどのお話では、奥さまが写真を全部捨ててしまうくらい、女性と一緒に撮った写真がいっぱいあったということですが、ご自身では、モテる理由は何だと思いますか？

帯津　作家の筒井康隆さんと対談したときにね、筒井さんは私より年上なんだけど、髪の毛は長いし、マスクもいいから、ちょっと聞いてみたんです。「筒井さん、若いときは相当モテたでしょ？」ってね。そうしたら「今のほうがモテますね」といっていた。私もそう思っているの。学生時代は空手部だったし、映画少年だったから、女性とはそんなに縁がなかった。いまはモテますね。だから、病気になって金がなくなっても、全国のファンの人たちから1000円ずつ出してもらったら暮らせるかな、と思ったりしてね（笑）。

やました　喜んで駆けつける方がたくさんいらっしゃると思いますよ。モテるということは、先生が持っているいのちに相手が感応するわけですよね。

帯津　うん、そうそう。だからいつも向上心を持ってね。いのちのエネルギーを高めて、あふれ出させているというところがね、モテる秘訣ですよ。ぼーっとしているだけじゃだめなの。

やました　がんばろう、やましたも。人生の先輩にこういう話を聞くとうれしいですね。

帯津　いいですよ、年をとってからモテるというのは。若いときとまた違ってね。なにも枕を共にするとかね、そこまでいかなくてもいいんです。たとえば、全国に私の主宰する養生塾があって、定期的に講演して回っているのですが、参加者の80％くらいが女性です。そこへ行ったときは、みんながハグしてきたりね、一緒に酒を飲んだりしてね、周りに女の人がいるというのは本当に愉しい。

やました　そうですか。モテる秘訣も、いのちのエネルギーを高めることにあるのですね。

帯津　そう、いつも煮えたぎるものがないといけない。からだの中からね。いのちのエネルギーをうわっとあふれ出させる。そこに人は惹かれるんだと思うんです。男でも女でもね。

やました　煮えたぎらせるためにはどうしたらいいのでしょうね。

帯津　これはもうね、いのちのエネルギーを勝ち取っていくという気持ちで毎日を生きるわけです。自分のいのちのエネルギーを養生で日々高めてね、そしていい「場」に身を置き、また身を置いた「場」を自ら努力してよくしていって、一緒にいる人の「場」をよくすることをサポートする。そういうことを心がけていつも生きることに尽きます。

やました 先ほどの「場」のお話ですね。自分だけでなく、周りの人のことも手伝う、励ます、応援する……。自分の周りに煮えたぎるような人がいたら、やっぱり気づくものでしょうか。

帯津 気づきますよ。たとえばね、中国の知人に聞いた話ですが、中国国民の間でいちばん人気のある歴史上の人物は1位が諸葛孔明《しょかつこうめい》で、2位が周恩来《しゅうおんらい》なんだそうです。なぜ周恩来が人気があるかというと、人民大会堂で開かれたパーティの席上で、居並ぶお歴々の中、少し遅れて周恩来が入ってきたとき、姿が見える前から、みな、その存在に気づいたというのです。周恩来がいかにいい生命場をもって、いのちをあふれ出させている人だったかを現わすエピソードです。だから、いつまでも人気があるんでしょうね。

年をとっても「接したら漏らす」が大事

やました フランス語で男女の行為のクライマックスをプティット・モール（petite mort）

と表現することがあるのですが、これは「小さな死」を意味するそうです。つまり、そのつどちょっと死んでいるというわけです。

帯津　ああ、いいですね。

やました　断捨離もちょっとそういうところがありまして、以前、男性の受講生さんが、「モノを捨てることにエクスタシーを感じるようになった」といい出した。そのときはよくわからなかったのですが、いまは納得しています。エクスタシーというのは、人生のエクスタシーでもあるし、性的なエクスタシーでもある。老子の道徳経は、結局そういうことをいっているような気もします。生イコール性ですからね。それは決して不謹慎なことではなくて、人は毎日いろいろなものをからだの外へ出していますが、出すことはすべて生理的に気持ちいい。

帯津　そうですね。エントロピーを捨てている。精液だってそうだし、大小便や汗もそう。どれも出すと気持ちいいですね。貝原益軒の『養生訓』もね、江戸時代のベストセラーだったんだけど、なぜそんなに売れたかというと、彼がセックスのことを書いたからなんです。それまでセックスのことをあからさまに書いた本はなかった。だけどね、貝原益軒は健康長寿のためには「接して漏らさず」といっている。つまり、セックスしても射精をしてはいけないというわけです。中国の気功家もそういうのよ。漏らすと気が失われるから、気功の名士は「接して漏らさず」だとね。だけど、これはいちばんよくないと、私はいつもいうんです。だって、射精しないとエントロピーがこもってロクなことはない。たとえば、前立腺がんなんかね、若いときに一生懸命にセックスしていた人が、年をとってチャンスが少なくなって、精液を出さなくなったためになるんじゃないかと思っているくらい。ただ、これをいうと泌尿器科学会から文句が出るんだけどね、ときどきいってしまうの。

やましたそこにこだわりをもっているタイプの人がそうなりやすいのでしょうか。

帯津 いや、簡単にいえば気はいのちなんだよね。無駄に出すなというのが貝原益軒の「接して漏らさず」だし、気功の先生たちのいいぶんで、気を高めていって気功の効果としていくのに、漏らしたのではだめだというね。そんなことはないと。それは女にモテない気功家がいったんだと、私はいっている。

やました 流れていたら自然に湧いてくるという感覚は、女性の場合、授乳のときに実感しますね。私自身、子どもにおっぱいをあげたとき、差し乳といって、与えるから湧いてくる、子どもが吸ってくれるから循環が生まれることを身をもって感じました。エネルギーを出して循環を得たら、どんどん湧いてくる。これは宇宙のメカニズムだから、母乳を無理に止めると、あとで乳腺炎になったりしますよね。男性の「漏らさず」もそれと同じかなと、いまうかがっていて思いました。やっぱり、出口を止めてしまうとロクなことがないんですね。

帯津　生命力と一緒にエントロピーもあふれ出させる気持ちでいるのがいいと、私は思いますよ。よりダイナミックにね。

聖人は死に安んじ、賢人は死を分とし、常人は死を畏《おそ》る

やました　元気よく死に飛び込むための養生法についてうかがってきましたが、自分がどこまで死に対して覚悟ができているのかは疑わしいんです。たとえば、今日が最後の日だと思ったら精一杯生きられるとか、人はいつかは必ず死ぬとか、頭ではよく考えたりするんですが、もう1つの頭で、この夏のバケーションを考えていたりもします。明日何を食べようとかね。生きていることに何の疑いもなく計画を立てているわけです。

帯津　私もね、今日が最後だと思って、明日からあとのことはどうでもいいとなれば、たとえば病院の経営がどうなろうとそんなことは知ったことじゃない。だけどね、毎週月曜日に夕方5時半から病院内でやっている経営会議にはちゃんと出ています。忙しいからいつも少し遅れてしまうんだけど、それでも出ている。本当に今日が最後だったら、

経営会議なんて出なくてもいいんだけどね（笑）。

やました　人間って両方とも真実だと思うんです。今日死ぬかもしれないというのも真実だし、夏休みにどこかへいくというのも自分にとっての真実だし、矛盾する思考を2つ併せ持つのが人間としてのバランスですよね。生命に関わる病気にかかるのも、人間の1つの宿命といえば宿命なわけですね。

帯津　そうですね。最期というのは誰でもある。でも、死に対する恐れというか、もうそろそろ死についてざっくばらんに話題に乗せるようなことが日常的にあってもいいんじゃないかとね、これは作家の田口ランディさんがどこかへ書いてくれたんですけど、本当にそのとおりなんです。前にもちょっとお話ししましたが、江戸時代の儒学者、佐藤一斎の『言志録《げんしろく》』にはこう書いてあります。「聖人は死に安んじ、賢人は死を分とし、常人は死を畏る」。つまり、聖人は死を超越しているから、死に直面してもいつもこれを安らかなこころで迎える。賢人は生者必滅《しょうじゃひつめつ》というか、人間には当然死がつきまとって、これはしようがないと。そのときが来たら受け入れようじゃないかというのが賢人。儒教では、賢人は聖人よりちょっと下に位置づけられているんですね。常人はそこまでいかないで、ただ畏れて取り乱すと書いてある。

やました　聖人は死に対して肯定も否定もないのですよね。いいとか悪いとか、受け入れるとか受け入れないとか、そんなことをいっていること自体、まだまだだというわけですね。

帯津　ええ。死を畏れるのは常人です。でもね、臨床の場にいると、初めは死を畏れていた患者さんが、病と向き合っていくうちに賢人・聖人に成長していくケースにときどき出会います。これはうれしいですよ。

やました　たとえばどのような方がいらっしゃいました?

帯津　60代の男性で次のようなケースがありました。放射線技師の人でしたが、大腸がんがからだのあちこちに転移して、全国のいろんな特殊な治療を受けたあと、最後に私のところへ来たんです。最初は奥さんと一緒に通ってきていた。気功の時間になると道場に現れるんですよ。そのうち、通って来るのが困難になって入院しましたが、入院してからも気功を続けていました。歩いて道場へ来られなくなってからは、車椅子で来ていました。そうしているうちに、仏教を通信教育で勉強し始めてね。あるとき、「スクーリングがあるので京都まで2泊3日で行って来ていいですか?」という。ずいぶん迷いましたが、本人の強い意志を汲んで思いきって許可したら、途中で大下血して、飛んで帰ってきた。それから数日後に亡くなりました。朝4時頃、私のところに知らせがあって病室へ行ったら、奥さんと看護師さんが泣いていた。看護師さんは医療者だから、泣くことはまずないので、「どうしたの？」と声をかけたら、いつもの見回りで部屋を訪れたとき、その患者さんが急に大きな声で看護師さんの名前を呼んで、「○○さん、長い間お世話になりました」といったというの。それではっとしたらね、「私はただいまから虚空へ向かって旅立ちます。ありがとうございました」といった途端、呼吸が止まった。そういう場面はあまりないから、看護師さんも動転したんだよね。奥さんも傍にいてびっくりした。それを聞いて、この人は相当にいいレベルのところへ行っていたんじゃないかなと思いました。生と死を統合した。そういうふうな死に方をする人が少しずつ増えています。

やました　その患者さんは、先生と出会って「虚空へ旅立つ」という考え方を身につけられたのですか？

帯津　そうです、もう1人、Mさんという忘れられない女性がいます。ピアノの先生をしていて、40代で乳がんになったのだけど、手術を絶対にしないというんです。仕事上、支障が出るというのでね。最終的にがんの腫瘍は相当大きくなっていました。だいぶ状態が悪くなってきた頃、彼女の誕生日に病室へワインを持って行ってお祝いをしたんです。その翌日がたまたま私の誕生日で、今度は彼女がキーボードを使ってハッピーバースデイを歌ってくれた。2人きりでね。その次の日に亡くなったんです。年は離れていたけど、恋人みたいな感じでしたね。外来で来たときに、いつもニコニコしていた笑顔が忘れられないな。

やました　そんなふうに自分も死の瞬間をぱっとつかめるかしら。ふだんカッコいいことをいって生きていても、最後に馬脚を現すようなことをしないように、私も養生しようっと。

帯津　意外とね、宗教家の人でもあまり感心しない死に方をする人もいます。一方で、八百屋のおじさんで、うな重を食べるのが唯一の愉しみだという人が立派に死んだりもする。写真家で作家の藤原新也《ふじわらしんや》さんは、「死が訪れたその最期《さいご》のときの何時《いつ》かの瞬間《しゅんかん》を、ヒトは決断《けつだん》し、選《えら》びとる」（『メメント・モリ』三五館）といっています。死の瞬間をつかみ損ねないためにも、先にお話しした直観力を磨いておくことはとても大切です。

やました　先生ご自身の理想の死に方ってありますか？

帯津　私の理想は夏目漱石《なつめそうせき》が小説『野分《のわき》』の中に記した一文、「理想の大道《たいどう》を行き尽して、途上に斃るる刹那《せつな》に、わが過去を一瞥《いちべつ》のうちに縮め得て始めて合点《がてん》が行くのである」（※3）という死に方なんです。仕事中に病院の廊下で倒れてね、わが人生を一瞬で顧みて合点して死んでいく。願わくば、よろけて前かがみになったとき、たまたま前から歩いてきた看護師さんの胸に顔をうずめるようにして、ね（笑）。

やました　そこまでは絶対にたどり着くと（笑）。
帯津　這ってでも行ったりしてね（笑）。
やました　私の理想は手遅れで死ぬことなんです。だから、健康診断とかはいっさい受けていなくて、病院へ担ぎ込まれたときに「もう手遅れです」といわれたいと思っている。それでも、お医者さんが一生懸命に手を尽くしてくださったら、そのときは、主治医の先生のいうことを全部よく聞く、いい患者さんになろうと思っているんです。
帯津　それもいいですね。

死は肉体を手放す最後の大断捨離

やました　死ぬときは肉体を離れて、いのちのエネルギーだけが向こうの世界へ飛び込んでいくわけですね。そうなると、死ぬってことは肉体の断捨離でもありますね。このとき、こころも失われるのでしょうか。
帯津　こころは、生命場の動きが大脳を通して外部に表現されたものだから、こころの本体は生命場なんです。だから、いのちとこころは兄弟みたいなものだけど、死ぬときは大脳も死ぬから、いのちのエネルギーだけが残る。いのちのエネルギーだけが１５０億年の旅に出る。

やました　死を恐れるのは、おそらくこころの働きだから、死んだときはその恐れもないってことですね。そう考えるとラクになれますね。

帯津　うん。ただ、向こうへ行ったら、また別のこころみたいなものがあるんだろうと思うけどね。ないと困ってしまうから。

やました　新たな世界には、新たな世界なりの何かがあるのかもしれないですね。死んでみないとわからないけど、四十九日の中間地帯で、これは捨てて、これはとっておこうとか、断捨離しているのかもしれない。

帯津　そうですね（笑）

やました　そう考えると、死ぬというのは究極の大断捨離ですね。やはり、日頃から小さな断捨離をしてトレーニングを積んでいないと、大きな断捨離に耐えられないのではないかと思います。捨てるとか別れるというのは誰でもイヤですよね。そのいちばん大きいのが死じゃないですか。いずれ死ぬのはまちがいない。絶対にいつかくることだから、モノを捨てるという行為で、日々、小さな別れを受け入れ、捨てるときの痛みや怖さ、後ろめたさを引き受けていくトレーニングをしておくんです。死が近づいてきて、いよいよこれから向こうの世界へ飛び込んでいくときにね。まったく準備なしで迎えるのと、手放す痛みや捨てるつらさを知っているのでは、意識がまったく違ってくると思う。トレーニングを積んでない人が、いきなり大きな問題をどんと抱えてしまうのはあまりにもしんどい。毎日毎日小さな痛みを引き受けて、それこそ「手放し難きを手放せば、得るものを得る」と知っていたら、最期の大断捨離のときに恐れることなく、思いきり飛び込んでいける気がします。

帯津　うん。

やました　肉体も、この世で生きていく方便としては当然必要で、ある意味、錘《おもり》でもあるのだけど、過去とか未来とかがしがみついてくると重くなってくる。だから、いっとき自分をこの場につなぎとめてくれていたものとして「ありがとう、もう終わったよ」といって、順次捨てていくのが理想なんでしょうね。死ぬときに、自分の肉体に対して「ありがとう、終わったよ」といって、すんなり向こうの世界へ行くことができれば最高だけど、常人にはなかなかできない。恐れ慄《おのの》いて未練たらしく引きずってしまう。だから、やっぱり日頃から、自分に不要なモノを捨てていくという行為をくりかえすことで、死ぬためのトレーニングをしておくことが必要かなと思うんです。

2人の描くエンディングシーン

帯津　私が死んだら、葬式も花もいらないから、病院の中に写真を100枚くらい飾ってくれと周りの人たちにいっています。それがいちばんいいだろうと。

やました　私も帯津先生派です。誰の言葉だったか忘れましたが、「死者が生者を煩わせてはならない」と聞いたときに、それを採用しようと思いました。人がお葬式するのは勝手だけど、自分はいらない。骨も粉にしてその辺に撒いてくれればいいし、不慮の事故や災害に巻き込まれても探さなくていいと伝えています。とはいっても、「何もしないでいい」ということが、逆に生者を煩わすことになりがちなのが、いまの社会なのですよね。そういう意味では、死ぬということをまったく考えないで生きているわけにはいかない。先生の生命場という考え方も、死後の世界を見据えているのですよね。

帯津　もちろん、死後の世界も入っています。つい最近、養老孟司さんと対談したことはお話ししましたが、そのとき、彼は死について思い悩んだことがないといっていました。解剖が専門だから、死体を年中見ているでしょ。死体は三人称の死で、一人称の死である自分の死なんてわかりっこない。死んだ瞬間、意識がないわけだから。だから、思い悩まないいんだというんです。死についてまったく眼中にない。何も関心がない。死後の世界も考えたことがないし、死そのものも、死ぬときは死ぬんだとね。

やました　いい切っておられたのですね。

帯津　いい切っていた。それで養老さんの言葉を聞いたとき、先ほどの佐藤一斎の『言志録』の1行を思い出したんです。聖人と賢人と常人の、死に対する意識の違いについてね。それで養老さんにいったの。私はいろんな人と話をして、死についての考え方を聞いてきだけど、思い悩んだことがないというのはあなただけだ。あなたはやっぱり聖人ですよ、とそういった。そしたら、彼は照れていました。でも、本当にたいしたものだなと、私は思っているんです。

やました　帯津先生でも、まだそこまでの境地には到達していないのですね。

帯津　私はね、生者必滅はわかっているんです。必ず死は訪れるから、死に際してもあわてないのは自分の務めだと考えている。ところが、聖人は生死を超越しているから、そんなことも考えない。死に際しても心安らかに見ていられると、佐藤一斎は書いている。その意味で、私はまだ聖人ではないですね。

やました　帯津先生は賢人ということですね。聖人まで至らなくても、賢人のように死を自分の本分だと思えば、死に直面してもあわてずに済むのでしょうか。

帯津　あわてずに済む。これでいいんだと思えばいい。そのためには、ときめきとひらめきに満ちた「攻めの養生」に努め、その日が来たら、いさぎよく旅立っていく。それでいいんです。

やました　「攻めの養生」ってステキな言葉ですよね。養生というと、何事もほどほどに控えて、節度をもって規則正しい生活を送るという、守りのイメージが強い。そこに「攻め」という言葉が入ると、なんかすごくわくわく感、ときめき感があるんですね。

帯津　そのとおりです。ただ長生きするための従来の守りの養生はね、死をもって終わりなので、年をとるにつれて希望が失われてしまいます。これでは養生にならない。現在のような長寿社会においては、病気にならないように「用心、用心」といって節度ある生活に努めるよりも、もう一歩踏み出して、適度なストレスや病気さえもあるがままに享受しながら、それをパワーに変えて、いきいき愉しく、ときめきながら自由に生きる。もちろん、死に対しても目をそむけずに、死後の世界まで見据えて生きるんです。日々向上、日々前進、これが攻めの養生です。

やました　うわあ、それってステキです。そもそも、宇宙のメカニズムって大きな意味では規則正しいけれど、決して予定調和ではなく、つねに変動していますよね。私たちのからだやこころもそうで、からだはエントロピー増大から逃れるために絶えず変化している。こころだってそうですよね。たとえば、「夫が毎日同じ時間に帰ってくることがイヤなんです」といって離婚した女性がいたんです。周囲からみれば、家庭を大事にしているステキなご主人のように思えますが、彼女にとっては規則正しい日々の連続がストレスとなって、ときめきを失ってしまった。やっぱり、人生には、帯津先生のおっしゃる「日々向上、日々前進」する変化刺激がないと、からだも、こころも、いのちも、萎えてしまうのだろうと思うんですね。だから、攻めの養生で、からだとこころといのちの汚れをこまめに断捨離し、ちょうどいい変化と刺激で、ときめきとひらめきを増していく。これこそが、老いや病いをポジティブに捉え、前向きに死の世界へ飛び込んでいくための最大の要諦かなと。

最期の瞬間ぱっと飛び込めるよう、日々養生に努める

やました　死ぬときにおたおたしたくないですが、先日起きた韓国の大型客船の転覆事故の報道を見ていると、転覆しかけた船の中であわてず騒がずというのは、自分にはちょっと無理だなとつくづく思います。

帯津　あのような事故なんかは本当に大変だと思うね。とっさに判断しないといけないからね。

やました　自分が直面したときもそうですけど、自分の身近な人が乗船していたとしたら、とても冷静ではいられないですね。病気による死もそうですが、不慮の事故や災害でいきなり身内の死が押し寄せてきたような場合、死に際してどれほど苦しかったんだろうと考えると、本当につらいと思うんです。そんなとき、大断捨離で次の世界へ飛び込んで、帯津先生のいわれる300億年のいのちの旅へ出たのだと思えたら、ちょっと救いになるような気がしました。

帯津　そうであって欲しいと思っているのですけどね。

やました　韓国船の事故では、自分の死をいとわないで人を助けた方が何人かいらっしゃったみたいですが、そうした人もやはり賢人でしょうか。

帯津　賢人ですね。でも、身を捨てるということは、いざとなると常人でもできるだろうと思うんです。それがふつうだと思う。私自身ね、家内が生きているとき、彼女が本当にいのちの危険にさらされたら、私が身代わりになれるかと自問したことがあって、やれると思った。それは大丈夫。そんなものよ、人間は。そこが人間のいいところです。

やました　身を捨てるというのも、究極の断捨離ですね。

帯津　私の好きな昔のアメリカの西部劇は、そういう場面が多いですよ。『悪の花園』（1954年、H・ハサウェイ監督）という映画もそうだった。ゲーリー・クーパーたちが相手方に追われて、山の中腹の1本道で1人ずつしか逃げられない状況になる。全員が助かるのは無理だと悟った仲間の1人のリチャード・ウィドマークが「オレがここで銃を撃って相手を威嚇《いかく》して食い止めるから、おまえらは逃げろ」というんです。それでゲーリー・クーパーとスーザン・ヘイワードは馬で逃げていく。このときね、リチャード・ウィドマークが、地平線の彼方に夕日が落ちていくのを見て、「ああ、夕日が落ちていく」というのね。毎日、夕日と一緒に誰かが死んで行くんだと。今日はオレなんだといって銃を構える。これはいい最後だった。私はアメリカ映画のそういうところが、好きなんです。

やました　「It's a good day to die.」。そんな台詞を吐いて死にたいですね。

帯津　そうですね。

やました　じつは私、ある合気道の先生からいわれたんです。「やましたさん、断捨離というけど、人はモノを捨てるのがとても難しい。なぜなら、モノにはいろんな思いが込められている。それ自体が磁石のように磁気を帯びて自分の生きる空間にあるから、捨てること自体、本来できないものだ。もし可能だとしたら、自然災害で全部持っていかれるか、師匠につくしかない」とおっしゃった。それほど難しいものだというわけです。それを聞いたとき、本当にそうだなと思いました。モノを手放す必要性は頭でわかっていても、実際に行動に移す難しさは自分でも感じていました。そんなとき、災害という言葉を聞いて、ああ、大きな宇宙のバランスの中でも、やはり溜め込むと必ずそこで詰まりが起き、滞りが生じて、それを調整する作用が働く。地球規模では、地中である種のエネルギーが溜まり過ぎると、大災害という形で出現し、地上のモノを一瞬にして何もかもさらっていくといったことが起こってしまう。強制断捨離ですね。そうしたことに私たちは遭遇するんだなと思ったんです。おそらく、私たちのからだも同じで、いろんなものを溜め過ぎると、それがともすればがんとなり、強制的に手術で取らなければならなくなる。だとすれば、毎日きちんきちんと小さな手放しをしていくというところから、あまり離れないでいたら、そうした事態をもしかしたら避けられるのではないかという気がしたんですね。

帯津 そういう考え方もあるかもしれませんね。いずれにしても、いのちの300億年の循環で考えると、地球はいのちのエネルギーを取り戻すための場所で、自分の裁量でエネルギーをからだの中で高めていく必要がある。つまり、この世はエネルギーを高める修行の「場」だから、ユートピアや桃源郷があるわけない。困難を乗り越えていって、最後の死の瞬間にぱっと飛び立っていく。そのとき、聖人の境地に少しでも近づいているように、日々、攻めの養生に努めるのが理想だと、私はそういうふうに考えています。

やました　私もまずは賢人を目指し、最終的には聖人に近づけるよう、日々、いのちのエネルギーを高めるための攻めの養生に努めます。今日はありがとうございました。

帯津　じゃあ、食堂へ行って、いのちのエネルギーを高めるための、旨い酒でも飲みましょうか。

やました　はい。先生のスピリットを存分にご馳走になります（笑）。

《注釈》

※1　老子道徳経48章「損之又損。以至於無為。無為而無不為」
老子道徳経はおよそ2500年前、中国・春秋時代の哲学者、老子によって書かれたといわれる書。道経と徳経の全2巻、81章から成る。

※2　李白と同時代の詩人・王維の詩の一部

※3　『二百十日・野分』新潮文庫より

おわりに

私たちが日々溌剌として生きているのは、体内で増大しようとするエントロピーを汗や涙、吐く息、大小便などの形で体外に捨てているからであることを本文中で述べました。ところが、もう一つエントロピーを捨てる方法が、それも最大級のそれが存在していることに、最近になって気づいたのです。何を隠そう、それは心のときめきなのです。

半世紀にも及ぶがん治療現場での経験の中で、病を克服するために心のときめきが大きな役割を果たしていることを確信するようになったのはいつのことだったでしょうか。

心のときめきとは内なる生命場の小爆発。いうなればフランスの哲学者アンリ・ベルクソンの「生命の躍動（エラン・ヴィタール）」です。世界に冠たるこのベルクソンの「生命の躍動」は、これまた世界に冠たるチャールズ・ダーウィンの進化論に異《い》を唱《とな》えるべくして生まれたのです。

ダーウィンの進化論とは、ご存知のように自然淘汰《しぜんとうた》による適者生存《てきしゃせいぞん》です。つまり、外界の状態に最もよく適した形質《けいしつ》を持つ生物だけが生存繁栄し、適していない形質を持つものは淘汰されて衰退滅亡するという説です。

もちろん、進化を神の手から解放した、世界の科学史に燦《さん》としてかがやく業績を貶《おとし》めるものではなく、形質という生命の表現型だけで進化を説明するのでは物足らず、生命を生命たらしめているダイナミズムを進化の要因として取り上げようとしたのです。

このことを世に問うた『創造的進化《そうぞうてきしんか》』なる著作でベルクソンはノーベル文学賞を手にしたのですから、生命の躍動がいかに好意的に迎えられたかわかるというものです。また因みに言えば、ダーウィンがその進化論を提唱した『種《しゅ》の起源《きげん》』の刊行が一八五九年。この年にベルクソンが生まれ、彼の享年《きょう》である一九四一年に新しい進化論の担い手であるオックスフォードのリチャード・ドーキンスとハーヴァードのスティーブン・J・グールドがこの世に生を享けた事実を前にして、縁《えにし》の不思議さを讃嘆《さんたん》するのは私だけではないでしょう。

もう一度くりかえしますが、ときめきとは内なる生命場の小爆発です。小爆発によって生命エネルギーが体外に溢れ出ます。その際、一緒にエントロピーもあふれれ出て、体内のエントロピーを一気に減少させるのではないでしょうか。

太極拳は形ではありませんよ！　生命が溢れ出ればいいのですよ、といわれたのは、いまも尊敬してやまない鎌田茂雄先生ですが、それ以来、太極拳を舞う人を観《み》るときはその形ではなく顔を観ることにしています。舞うほどに、内なる生命場のエネルギーが高まるにつれて、その表情がおだやかになって、小爆発によってあふれ出た途端、じつにいい人相になるのです。

お！　あふれ出たな！　と讃嘆するのですが、生命エネルギーがあふれ出るとなぜ人相がよくなるのか、いまひとつ説明ができませんでした。ところがあるとき、太極拳を舞う人の人相が突然よくなったのを目のあたりにして突然ひらめいたのです。そうか！　エントロピーもいっしょにあふれ出ているのだと。それも大量に！　その結果、体内の秩序性が一気に回復してのいい人相だったのです。

もちろん、ときめきのチャンスは太極拳とはかぎりませんよ。私の場合ですと、まず毎日の晩酌でときめきます。のどごしのいいビールに、琥珀《こはく》色のシングルモルト・ウィスキーに、赤赤と燃えるような初鰹の刺身に。そして迫って来る原稿の締め切りにときめき、大好きな女性の、垢抜《あかぬけ》して張りのある、色っぽさにときめいています。

つらつら思うに、わが人生これだけですよ。人生に必要なものは、じつに驚くほど少ないのです。この題名はじつは五木寛之さんの文章から拝借したものなのです。五木さんにはこれまでもたびたびお願いごとをしていますが、断られたことは一度もありません。本当にありがとうございました。

そして対談相手のやましたひでこさん。楽しい、そして華やいだひとときをありがとうございました。ほんとうに粋な方ですね。

編集部の小林薫さんとライターの小林みゆきさん、お二人の小林さんにも感謝いたします。

そして読者の皆さん。本日から一意専心《いちいせんしん》ときめいてください。なあーに、初々しい心さえ失わなければ、ときめきのチャンスは必ずやって来ます。

いい顔になりますよぉ！

帯津良一

帯津良一《おびつりょういち》

1936年埼玉県生まれ。帯津三敬病院名誉院長、帯津三敬塾クリニック主宰。
1961年東京大学医学部卒業。医学博士。東大病院第三外科医局長、都立駒込病院外科医長を経て、82年埼玉県川越市にて開業。がん専門医として、西洋医学と中国医学など代替療法を組み合わせた統合医学を実践している。日本ホリスティック医学協会会長。日本ホメオパシー医学会理事長。著書に『健康問答』（五木寛之氏との共著、平凡社）、『生きるも死ぬもこれで十分』（法研）、『がん「余命宣告」でも諦めない』（毎日新聞社）ほか多数。

やましたひでこ

1954年東京都生まれ。「断捨離」提唱者。早稲田大学文学部卒業。学生時代に出会ったヨガの行法「断行・捨行・離行」を日常の片づけに落とし込み、誰もが実践可能な自己探訪メソッド「断捨離」として構築。2001年より「断捨離セミナー」を全国で開催し、幅広い層の支持を得る。著書に『新・片づけ術「断捨離」』『新・生き方術　俯瞰力』『新・ココロの片付け術　自在力』（いずれもマガジンハウス）、『捨てる勇気!』（大和出版）ほか多数。
公式サイトhttp://www.yamashitahideko.com/　※断捨離は商標登録です。

人生《じんせい》に必要《ひつよう》なものは、じつは驚《おどろ》くほど少《すく》ない
――元気良《げんきよ》く死《し》に飛《と》び込《こ》むための生《い》き方指南《かたしなん》

2014年8月6日　第1刷発行

著　者　帯津良一《おびつりょういち》、やましたひでこ
発行者　加藤　潤
発行所　株式会社　集英社
〒101-8050
東京都千代田区一ツ橋2-5-10
編集部：03-3230-6068
販売部：03-3230-6393（書店様専用）
読者係：03-3230-6080

ブックデザイン　村沢尚美、宮崎恭子（NAOMI DESIGN AGENCY）
印刷所　大日本印刷株式会社
製本所　加藤製本株式会社

ISBN 978-4-08-786049-8 C0036